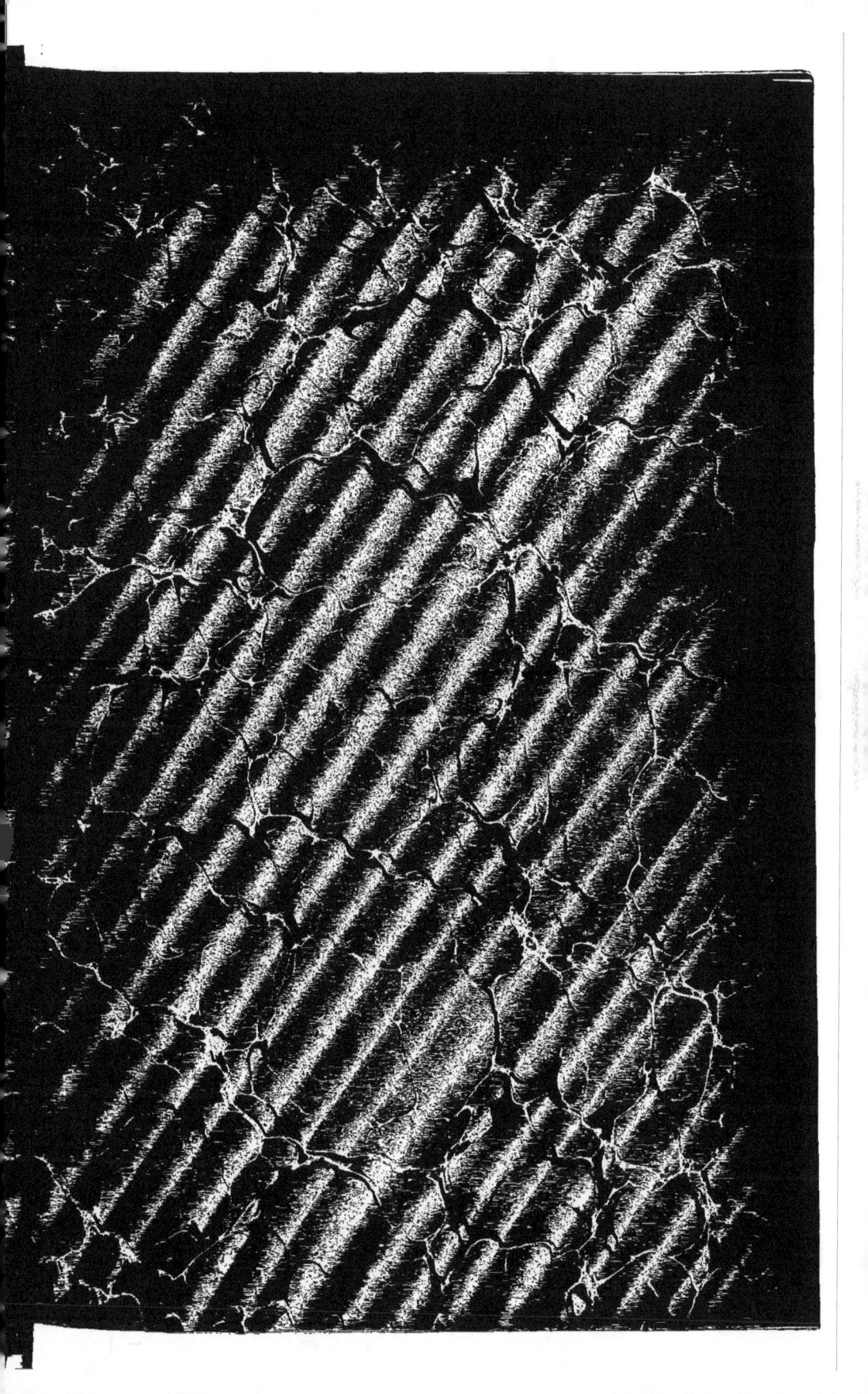

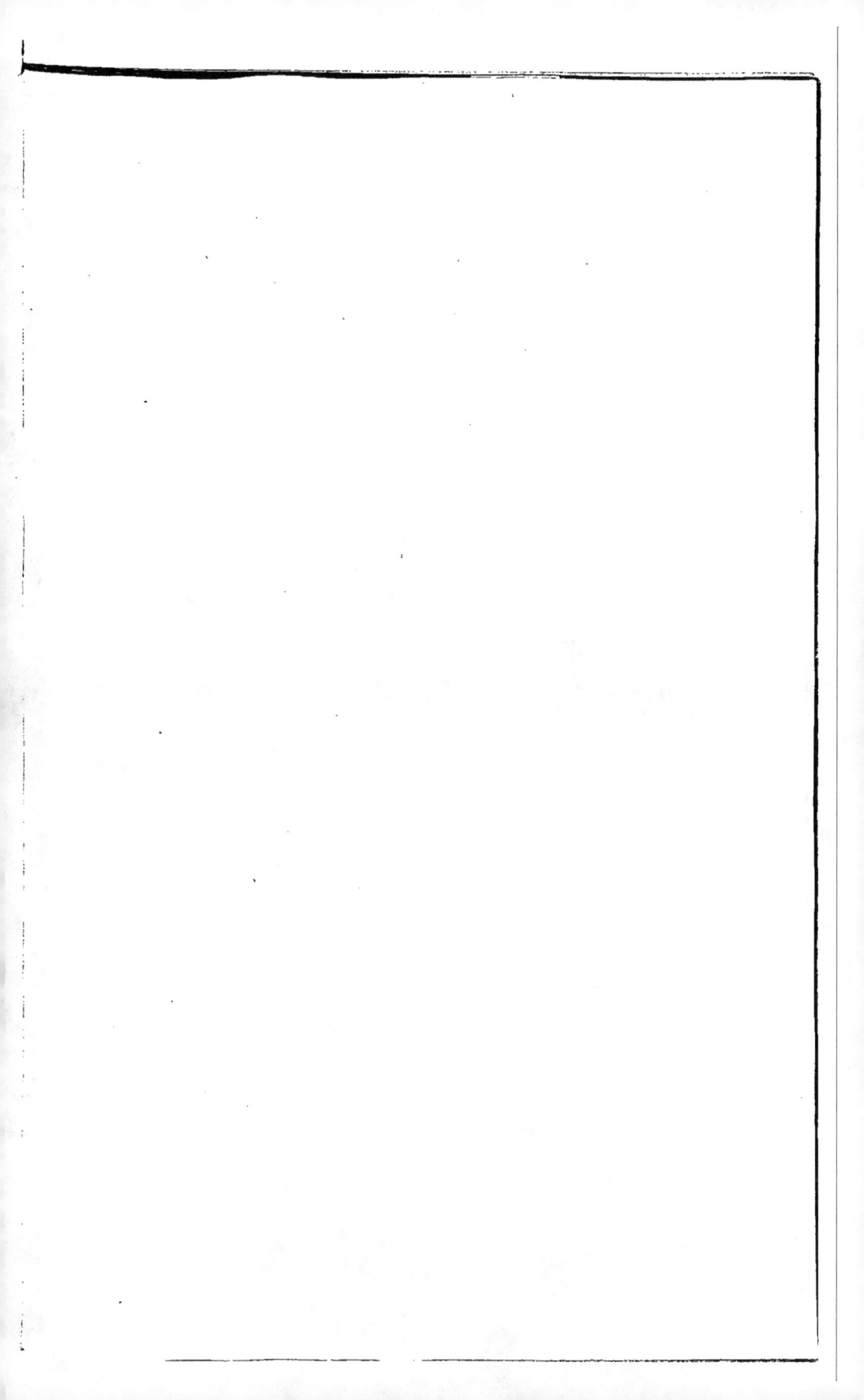

ÉTUDES

SUR LE

SYSTÈME CIRCULATOIRE

PAR MM.

QUÉNU ET **LEJARS**

Professeur agrégé à la Faculté
Chirurgien des hôpitaux
Directeur de l'amphithéâtre d'anatomie
des hôpitaux

Professeur agrégé à la Faculté
Chirurgien des hôpitaux

AVEC 37 FIGURES

PARIS

G. STEINHEIL, ÉDITEUR

2, RUE CASIMIR-DELAVIGNE, 2

1894

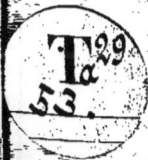

ÉTUDES

SUR LE

SYSTÈME CIRCULATOIRE

Td 29
53

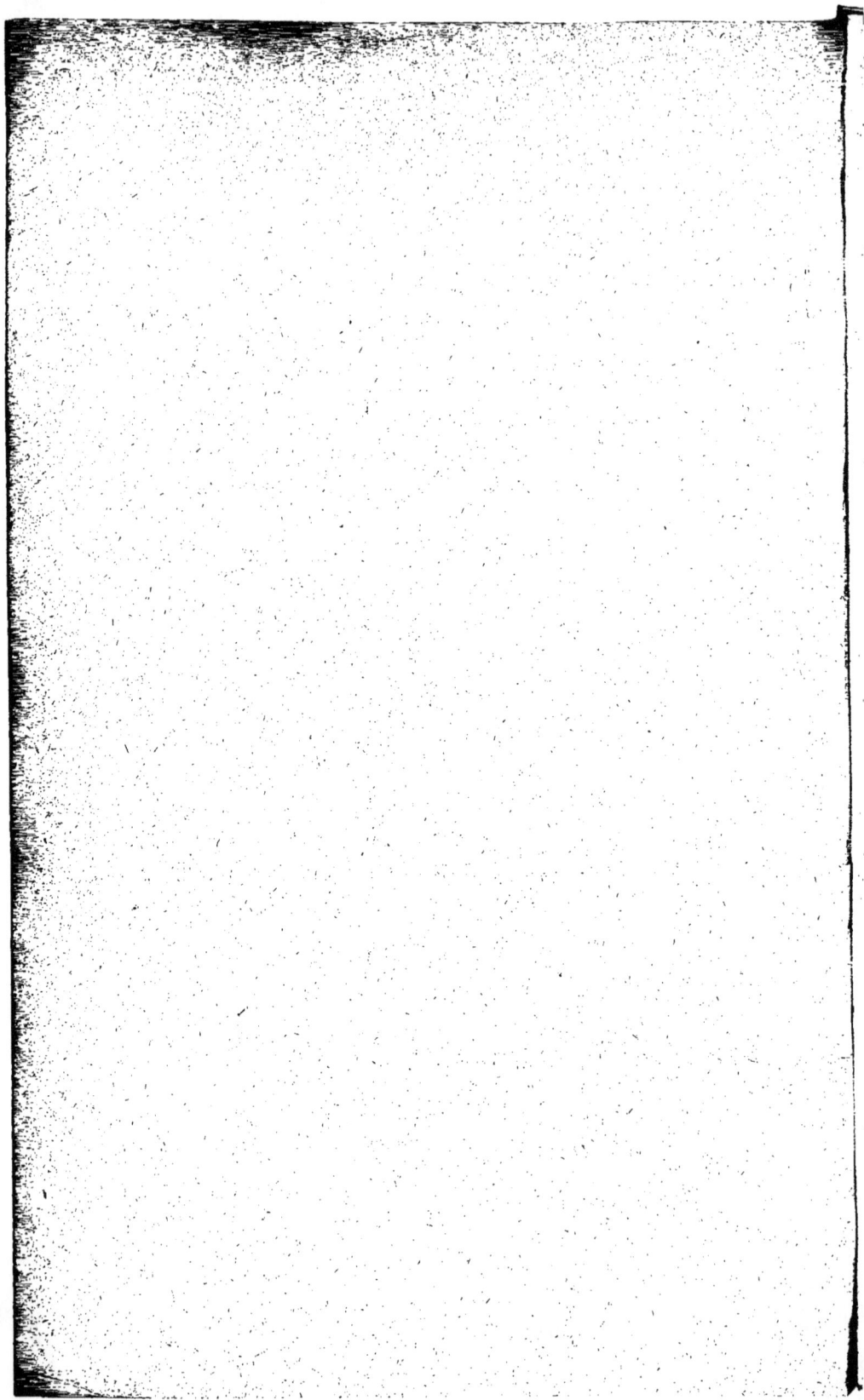

T

ÉTUDES

SUR LE

SYSTÈME CIRCULATOIRE

$T\alpha \frac{29}{53}$

IMPRIMERIE LEMALE ET Cie, HAVRE

ÉTUDES

SUR LE

SYSTÈME CIRCULATOIRE

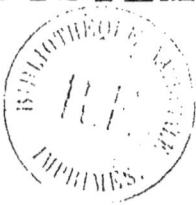

PAR MM.

QUÉNU ET **LEJARS**

Professeur agrégé à la Faculté   Professeur agrégé à la Faculté
Chirurgien des hôpitaux   Chirurgien des hôpitaux
Directeur de l'amphithéâtre d'anatomie
des hôpitaux

AVEC 37 FIGURES

PARIS

G. STEINHEIL, ÉDITEUR

2, RUE CASIMIR-DELAVIGNE, 2

1894

ÉTUDES

SUR LE

SYSTÈME CIRCULATOIRE

———⟶———

I

Technique des injections veineuses (1).

Une technique simple et sûre est l'instrument nécessaire d'une étude suivie des origines vasculaires. Longtemps les valvules ont servi de pierre d'achoppement à la connaissance des petites veines, et l'on avait cherché en vain, par divers artifices, à triompher de cet obstacle.

Bourceret avait consacré de longs efforts à la solution du problème; sa méthode, telle qu'il l'a exposée dans tous ses détails, comporte trois temps, qui doivent se succéder d'aussi près que possible : 1° remplir le système vasculaire par une injection non colorée ; 2° injecter par l'artère une matière fortement colorée; 3° injecter les veines du cœur vers les extrémités, à rebours. Retroussées par la première injection, appliquées contre les parois veineuses, les valvules ne sont plus un barrage et laissent passer l'injection centrifuge. Les résultats obtenus par Bourceret, la description précise des veines de la main et des doigts, témoignent de la valeur de son procédé qui manque pourtant, il l'a reconnu lui-même, d'une qualité importante, la facilité. Les contemporains

(1) LEJARS.

de Bourceret, ceux qui l'ont vu à l'œuvre, savent au prix de quel labeur persistant, de quelle patience, il avait obtenu les pièces qu'il a représentées.

En juin 1888, j'ai repris les essais de Bourceret, et après quelques tentatives, je me suis appliqué, suivant les conseils de M. le professeur Farabeuf, à remplir le système veineux par ses origines mêmes, par ses racines, en faisant passer l'injection par les artères. Mon collègue M. Festal, dans son étude sur les veines de l'orbite (1), avait utilisé d'abord une masse colorée à la racine d'orcanette, couleur soluble, et susceptible de franchir le réseau capillaire : il n'en avait été que peu satisfait, et il avait abandonné la méthode comme « trop compliquée ». Je la repris, et, après de nombreux essais, j'arrivai à une technique bien réglée qui me permit d'obtenir des injections totales du système veineux de la main et du pied.

Le 25 septembre 1888, je présentai à l'Académie de médecine deux pièces, injectées par cette méthode, et la note suivante :

« J'ai l'honneur de présenter à l'Académie de médecine deux spécimens d'une méthode nouvelle d'injection des veines.

« L'existence des valvules, qui interdit toute injection centrifuge, a rendu incomplète jusqu'ici l'étude des origines veineuses. Par un procédé laborieux, M. Bourceret était arrivé à remplir les veines « à rebours », malgré les valvules, mais il n'obtenait ainsi que des pièces partielles.

« Injecter les veines par les artères : telle est la méthode que, suivant les conseils de mon maître, M. Farabeuf, j'ai cherché à appliquer, comme la seule qui permît l'injection totale du système veineux.

« Nos masses ordinaires, au suif et à la gélatine, passent en partie dans les veines, si le membre est suffisamment chauffé ; mais la gélatine et le suif pénètrent seuls ; la couleur pulvérulente et de grain trop volumineux ne franchit pas le réseau capillaire.

« Il fallait donc une matière colorante soluble dans les corps gras.

« La racine d'orcanette, la racine de curcuma, d'autres racines,

(1) FESTAL. *Recherches anatomiques sur les veines de l'orbite*. Th. D., 1887.

sans doute, renferment de tels principes colorants ; l'orcanette donne une belle couleur rouge, le curcuma, une couleur jaune, qui se dissolvent dans le suif et la cire, qui ne diffusent pas, qui résistent à la dessiccation, qui se prêtent fort bien, en un mot, à l'injection de recherche.

« Voici la technique à suivre : Deux masses seront préparées, la première à couleur soluble (orcanette ou curcuma), la seconde à couleur pulvérulente (jaune de chrome, vermillon, etc.), et toutes deux injectées par l'artère principale, l'une après l'autre.

« On emploie le suif et la cire dans les proportions ordinaires. Dans la masse fondue et chaude, on jette la racine d'orcanette : à l'instant, la couleur rouge se diffuse, sans que l'ébullition soit nécessaire. La quantité de racine doit varier avec l'intensité de teinte à obtenir, on peut la faire aussi foncée que l'on veut. Le liquide est passé à travers un linge.

« La pièce doit être chauffée longtemps, quatre ou cinq heures, entre 40° et 50° ; l'injection se fait dans le bain.

« Par l'artère, on pousse d'abord la masse à l'orcanette ; quand la résistance au piston devient sensible, on s'arrête. Séance tenante, toujours par l'artère, on injecte la seconde masse, et cette fois il faut longtemps prolonger l'effort.

« Ce qui se passe, dans cette double manœuvre, est aisé à comprendre. La masse à couleur soluble franchit librement les capillaires et pénètre jusqu'aux veines dans le sens du courant sanguin ; injectée par-dessus, la masse à couleur pulvérulente la pousse devant elle et la refoule tout entière dans le système veineux, en s'arrêtant elle-même à la barrière capillaire : tout le système veineux et tout le système artériel se trouvent ainsi remplis d'un seul coup, et différemment colorés.

« Telle est la méthode très simple à laquelle je me suis arrêté. J'ai injecté ainsi plusieurs bras, un membre inférieur, un bassin ; sur un cadavre d'enfant, j'ai rempli, par l'aorte, tout le système veineux. Je ne saurais insister sur les détails anatomiques, je demande seulement la permission de dire un mot des veines sous-cutanées des extrémités, du pied et de la main.

« Aux doigts, on ne trouve pas seulement un gros réseau veineux à mailles longitudinales sur la face dorsale, mais il existe aussi un réseau palmaire presque aussi développé, et, sur les côtés, une série d'arcades anastomotiques ; il y a là, à proprement parler, une gaine veineuse péridigitale.

« Cette gaine se retrouve aux orteils : à la plante du pied, c'est un lacis serré de grosses veines sinueuses et bosselées, qui émanent en avant des orteils et des espaces interdigitaux, s'irradient et s'inclinent vers les deux bords du pied pour se jeter dans les origines des saphènes. De parois fort minces, intimement accolées à la face profonde du derme, se pressant avec les lobules de graisse dans les aréoles fibreuses sous-cutanées, elles forment une véritable semelle veineuse, qu'on prendrait volontiers pour une lame érectile.

« A une circulation locale, si nettement spécialisée, est dévolu, sans doute, un rôle spécial aussi, rôle de calorification pour les doigts et les orteils, rôle de soutien pour la peau de la plante du pied. Nous marchons sur une nappe de sang.

« J'ajoute encore que le rouge d'orcanette se dissout dans la colophane, et que, par suite, la méthode précédente se prête aux injections dites « à corrosion ». L'acide chlorhydrique ne modifie nullement la couleur dissoute.

« En injectant le système veineux par ses racines, cette méthode permettra de faire une étude complète de ses origines. Enfin, si la question des canaux dérivatifs, des voies de communication artério-veineuses, autres que les capillaires, reste problématique, c'est par cette méthode encore que l'on obtiendra sans doute une solution définitive (1). »

Depuis lors, je me suis toujours servi de l'injection à couleur soluble, poussée des artères aux veines, et qu'on fait suivre d'une injection à couleur pulvérulente, destinée à remplir le système artériel, et je tiens cette méthode pour la seule qui permette l'injection totale du système veineux et des recherches précises.

(1) Cette communication a été l'objet d'un rapport de M. le professeur Mathias Duval, le 26 décembre 1888.

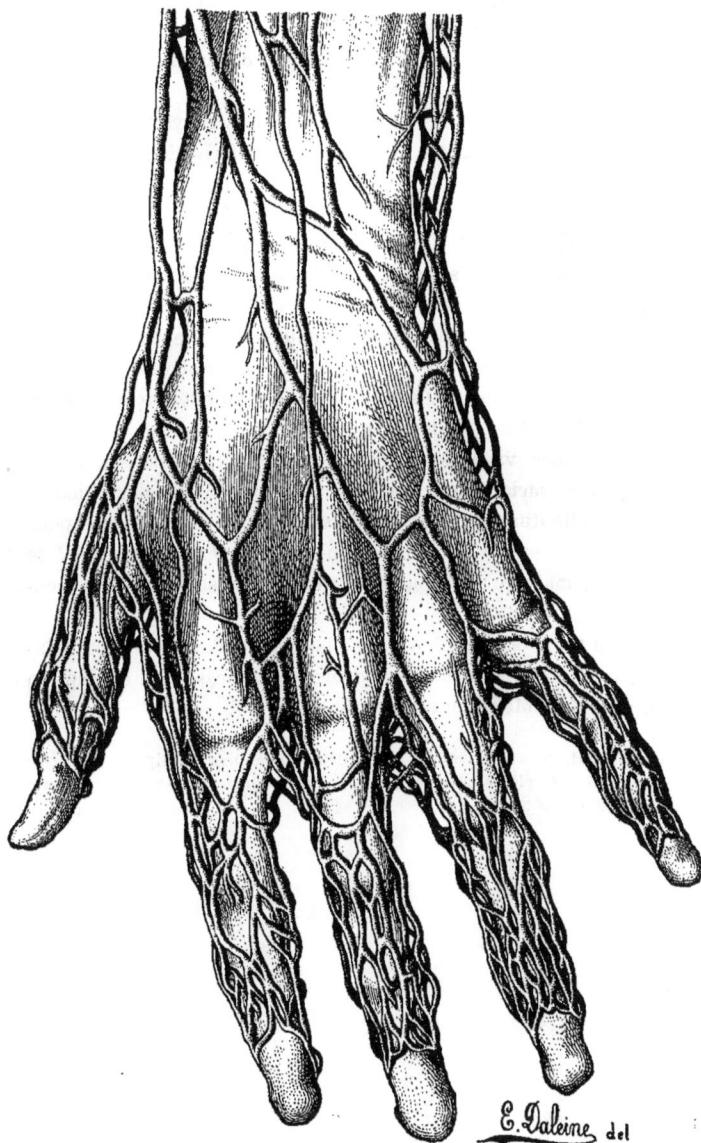

E.Valeine del

FIG. 1. — Veines de la main.

Avec ce procédé, j'ai repris d'abord l'étude des veines de la main, et j'ai pu vérifier et confirmer les conclusions de Bourceret. Sur la main injectée, qui est représentée ci-contre (fig. 1), il est aisé de s'en assurer (1).

Un autre problème très attirant, que Bourceret avait aussi entrepris de résoudre, c'est celui des voies de dérivation. Lorsqu'on injecte avec ces masses pénétrantes les veines par les artères, on est surpris de la rapidité du passage, et l'on vient à se demander s'il n'existe pas, en réalité, des communications plus directes et plus larges que le fin treillis des capillaires. Ajoutons à cela que l'examen minutieux des pièces injectées est souvent de nature à entretenir l'erreur, et la théorie de Sucquet, tout entière, repose sur de pareilles apparences. Les planches de Sucquet semblent, à première vue, très séduisantes, et, de mon côté, ayant obtenu maintes fois des « aspects » analogues, je crus presque à l'existence des vaisseaux dérivatifs. Je les cherchai sur toutes mes pièces, variant mes injections et mes modes d'expérience, jetant des ligatures préalables sur la continuité des membres, pour forcer les prétendus canaux artério-veineux péri-articulaires à se révéler : jamais je n'ai pu en découvrir un seul qui fût authentique.

A mon tour, je viens donc dire : les canaux de dérivation n'existent pas, tels que Sucquet les a décrits et figurés, et la conception d'Harvey et de Malpighi reste entière.

(1) En 1891, dans sa Thèse, M. Thibaudet a donné une description très complète, d'après des pièces injectées par la même méthode, des veines de la main et de l'avant-bras.

II

Les veines de la plante du pied chez l'homme et les grands animaux (1).

La description des veines du pied et surtout de la plante est restée longtemps presque schématique, et il suffit d'ouvrir nos grands traités d'anatomie pour s'en rendre compte.

Pourtant, dès 1862, Sucquet, qui remplissait les veines par les artères avec une solution alcoolique de résine, colorée au noir de fumée, avait vu et représenté le riche plexus veineux de la plante (2). Mais il s'était borné à enregistrer le fait à l'actif de sa théorie des vaisseaux dérivatifs, et depuis il ne semble pas qu'on l'ait contrôlé. M. Le Dentu, en 1867, qui, le premier, indique si bien le mécanisme de la circulation veineuse du pied, n'entend parler que des veines profondes et musculaires de la plante, et signale seulement « les veines calcanéennes, qui sont superficielles, et dont quelques branches rampent sous la peau du talon » (3).

La faute en était à la méthode traditionnelle d'injection des veines. M. Bourceret l'avait compris, et dans une note présentée par Vulpian à l'Académie des sciences, en 1885, il signalait « à la face plantaire du pied une véritable couche vasculaire, formée surtout de veines d'un calibre de $0^{mm},5$, 1 millim. et 2 millim., tellement pressées les unes contre les autres que la dissec-

(1) LEJARS. *Archives de physiologie*, janvier 1890.

(2) Dans toute cette région, les vaisseaux sont si abondants que la peau paraît uniformément noircie par l'injection... Le réseau veineux de la plante du pied finit des deux côtés, suivant une ligne régulière et bien tranchée, d'où sortent en dedans et en dehors les branches des veines saphène interne et externe. (*Circulation dérivative dans les membres et dans la tête chez l'homme*, 1862.)

(3) Thèse de doctorat, 1867.

tion en est presque impossible. Elle forme une véritable semelle vasculaire ». Ce réseau, il l'avait obtenu en injectant les veines « du cœur vers les extrémités, malgré les valvules et sans les forcer » (1), mais il reconnaît lui-même les difficultés de sa technique, et nous ne sachons pas qu'elle ait souvent réussi en d'autres mains que les siennes. Aussi, tout en faisant hautement ressortir le parti que l'auteur a su en tirer, nous croyons que ce procédé ne saurait tenir devant une autre méthode, à la fois plus simple et plus sûre, et qui 'permet de faire, d'un seul coup, l'injection totale du système veineux d'un membre. Nous l'indiquerons dans un instant.

Tout récemment, le professeur Braune (de Leipzig) (2), achevant la série de ses belles *Recherches sur le système veineux du corps humain*, étudie et figure en quelques planches les veines du pied et de la jambe; il décrit le plexus veineux plantaire sous-cutané et donne à son tour une analyse très intéressante de la circulation du pied.

Notre travail date du mois de septembre 1888 ; sur les conseils de notre cher maître, M. le professeur Farabeuf, nous cherchions alors une méthode pratique d'injection des veines par les artères. Ce fut d'abord sur le plexus veineux spermatique, puis sur les veines du membre inférieur que *la double injection successive par l'artère, la première à couleur soluble, la seconde à couleur pulvérulente* (3), nous donna un succès presque inespéré ; et le réseau veineux, qui est représenté planche I, a été obtenu sur

---

(1) Le membre baigne depuis plusieurs heures dans de l'eau à 40° ; on injecte d'abord par l'artère du suif fondu qui remplit les veines, et, séance tenante, on pousse, par la veine principale du membre, une injection bleue à couleur pulvérulente, et par l'artère une injection rouge colorée de la même façon. L'injection veineuse se fait donc par voie centrifuge, contre les valvules, qui, relevées sur la paroi par la première coulée de suif, ne barrent plus la route. Mais il est loin d'en être toujours ainsi dans les rameaux un peu fins (Bourceret, *Circulations locales ; procédé d'injection des veines*, etc., 1885).

(2) W. BRAUNE. *Das Venensystem des menschlichen Körpers* (II Lief) ; *Die Venen des Fusses und Unterschenkels*, von Dr. Paul Müller. Leipzig, 1889.

(3) Pour la technique précise, voyez LEJARS : Circulation veineuse des moignons (*Archives de physiologie*, 1889, p. 702).

notre première pièce. Au membre supérieur, nous avons injecté
maintes fois, par la même méthode et d'un seul coup, toutes les
origines veineuses décrites par Bourceret.

Depuis, nous avons continué nos recherches sur les veines du
pied, et spécialement de sa face plantaire ; et jamais, en dehors
des accidents de technique, nous n'avons vu échouer la double
injection. Enfin, grâce à la bienveillante libéralité de M. le professeur G. Pouchet, nous avons pu étudier, sur plusieurs grands
animaux, le système veineux du pied, et le comparer à celui de
l'homme.

I. — Veines de la plante du pied chez l'homme

Sur un pied injecté, laisse-t-on sécher un peu la peau de la
plante, on voit se dessiner en relief un lacis serré de cordelettes
noueuses qui la sillonnent sur toute sa surface et la débordent de
tous côtés. C'est le plexus veineux.

Du reste, il est tels sujets où, sous la peau desséchée et sans
injection, ces veines se peignent en noir, encore à demi remplies
de sang, et M. Farabeuf se souvient d'avoir vu, dans un cas de ce
genre, une injection naturelle de la plus grande richesse.

Les veines de la plante sont d'une dissection fort délicate. A
peine le scalpel a-t-il entamé la couche profonde du derme qu'il
heurte et sectionne les gros canaux bosselés : ils sont intimement
accolés à la face interne de la peau, ou plutôt ils se creusent, dans
l'épaisseur même du derme, une série de logettes et d'alvéoles
irréguliers : on dirait une lame érectile intra et sous-dermique.
Une fois découvert, le plexus veineux superficiel laisse voir une
ordonnance très nette et toujours identique.

C'est du milieu de la plante que s'irradient ses nombreuses
branches pour gagner de là les deux bords du pied, les espaces
interdigitaux, la région talonnière.

1° *Milieu de la plante et bords du pied ; veines marginales
interne et externe.* — Sur la partie médiane de la plante, les
mailles du réseau sont à peu près quadrangulaires, mais, très

vite, elles s'allongent en avant et se continuent par un double
rang de longues branches obliques qui gagnent l'un et l'autre
bord. Toujours accolées à la peau, elles les contournent, et c'est
alors une série longitudinale de huit à dix troncules qui aboutissent
successivement aux deux *veines marginales, interne et externe.*
Ces deux troncs, qui longent les deux versants du pied, ne sont
autres que les *veines interne et externe* des auteurs, ou encore
l'origine des deux saphènes ; ils semblent naître des deux extrémités de l'arcade veineuse dorsale, dont ils représentent la double
terminaison ; mais il suffit de jeter les yeux sur la planche II pour
se convaincre que leur territoire d'origine est autrement étendu,
et que leurs affluents plantaires sont plus importants encore
que leurs affluents dorsaux : aussi cette dénomination de *veines
marginales* semble-t-elle mieux convenir.

En bas, elles reçoivent, en effet, deux séries de troncules terminaux : 1° *ceux du plexus sous-cutané,* qui viennent d'être décrits ;
2° *ceux du système veineux profond de la plante,* grosses branches en arcade qui, en dedans, traversent des anneaux fibreux du
court adducteur du gros orteil ; tous les auteurs les ont vues et
décrites ; il en existe trois ou quatre, quelquefois cinq ou six ;
l'injection centripète ordinaire remplit leur segment terminal et
s'arrête en règle au point où elles enjambent le bord du pied, ce qui
indique le sens de leurs valvules. En dehors, la *veine marginale
externe,* moins grosse, plus rapprochée de la plante, reçoit aussi
une double série de collatérales : branches profondes qui l'unissent
aux veines satellites de l'artère plantaire externe (1), branches
superficielles, plus nombreuses, qui représentent les aboutissants
externes du plexus sous-cutané.

2° *Région talonnière.* — En arrière, sous le talon, les canaux
veineux, très gros et très bosselés, deviennent à peu près transver-
saux ; c'est une nappe continue (pl. I) (2). De chaque côté, ils se

(1) Deux d'entre elles nous ont paru constantes : l'une, qui s'enclave derrière
la tubérosité du cinquième métatarsien dans l'angle qu'elle limite avec le cuboïde ;
l'autre, qui suit le tendon du long péronier latéral dans la gouttière cuboïdienne.
(2) Ce fait n'a pas été constaté par le professeur Braune, d'après lequel « les

jettent aussi dans les *veines marginales;* derrière le tendon
d'Achille et dans les régions malléolaires, ils se prolongent en
mailles allongées qui enveloppent comme d'un treillis la face postérieure et les deux bords du tendon pour aboutir, en haut, dans
une triple arcade : l'une, médiane, transversale, constante, située
à deux ou trois travers de doigt au-dessus du calcanéum, *arcade
rétro-tendineuse;* et deux autres, latérales, *arcades rétro-malléolaires,* qui terminent leurs extrémités dans l'une et l'autre
saphène.

3° *Région antérieure; étoiles veineuses interdigitales ; veines
des orteils.* — En avant, le réseau plantaire s'étale en éventail; il
n'est pas de *rete mirabile* d'aspect plus élégant. Là encore, pourtant, l'ordre est facile à démêler. En dedans et en dehors, au
niveau des têtes des premier et cinquième métatarsiens, les
rameaux extrêmes se recourbent en anses et sillonnent les bords
de la plante pour se jeter dans l'origine des *veines marginales.*
La grande masse des vaisseaux se rend aux espaces interdigitaux
et à la racine des orteils.

Il règne là, tout le long du coussinet sous-métatarsien, dans le
sillon qui le sépare des orteils, une longue arcade veineuse maintes
fois dédoublée, où se jettent à la fois et les veines digitales et les
veines antérieures de la plante : c'est l'*arcade plantaire sous-
cutanée (arcus venosus plantaris subcutaneus;* Braune), l'homo-
logue de l'arcade dorsale.

Ouvrez un espace interdigital : un gros tronc veineux rampe
dans le sillon, c'est la *veine interdigitale;* elle remonte sur la face
dorsale, le long de l'espace interosseux, pour se terminer, après
un trajet plus ou moins accidenté, dans l'*arcade dorsale.* A son
extrémité plantaire, chacune des *veines interdigitales* se bifurque,
et, de ces bifurcations anastomosées, naît l'arcade plantaire. C'est
là, dans l'angle de bifurcation et aux deux troncules qui en émanent, que se jette la série des affluents plantaires antérieurs : d'où
l'aspect en étoile de la *veine interdigitale* à son origine.

troncules, qui se portent en arrière, vers le talon, sont rares et de fin calibre » ;
nous l'avons pourtant toujours retrouvé sur nos pièces.

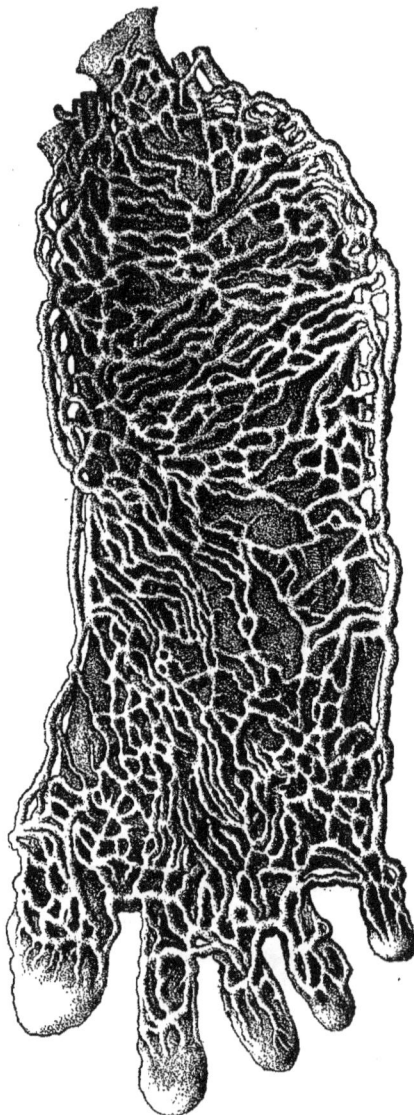

FIG. 2. — *Veines de la plante du pied de l'homme.*

Elle reçoit encore une grande partie des *veines des orteils*. Sur les orteils, il existe un réseau veineux aussi développé qu'aux doigts ; il l'est même plus à leur face plantaire. En avant, les veines naissent par une fine arcade qui circonscrit l'ongle : *arcade veineuse péri-unguéale ;* dans la pulpe, on chercherait en vain à démêler leur intrication. On peut distinguer quatre groupes de ces veines digitales : *veines dorsales, veines plantaires et deux groupes de veines latérales.*

Les longues mailles du *groupe plantaire* se rendent au segment correspondant de l'arcade plantaire sous-cutanée, qui encadre d'un demi-anneau la racine même de l'orteil. Quelques-uns de ces troncules se dévient latéralement pour atteindre l'origine même de la veine interdigitale, et prendre part ainsi à la formation de son étoile initiale.

Les *veines latérales* sont, en général, moins riches, et servent surtout à relier les deux systèmes : plantaire et dorsal ; elles finissent aussi dans la veine interdigitale.

Les *veines dorsales* convergent, pour la plupart, sur la première phalange, et là, né de leur coalescence, un troncule se détache et remonte jusqu'à l'arcade veineuse dorsale, où il se termine. Souvent il s'abouche dans une des veines interdigitales ; presque toujours, à la racine même de l'orteil, il émet une anastomose en arcade, qui le relie à la veine interdigitale dans l'interstice même.

Enfin, chacune des artérioles collatérales est accompagnée d'une petite veine, qui la suit dans toute sa longueur (1) ; au niveau des interstices digitaux, les deux veinules collatérales des orteils voisins se placent aux côtés de l'artère interosseuse dorsale, qui naît de la convergence des deux artérioles ; mais, avant de plonger ainsi dans la profondeur, chaque veinule envoie une longue et mince anastomose au tronc veineux interdigital.

Ainsi, confluents des veines antérieures de la plante, les *veines interdigitales* collectent aussi, dans leur trajet, les veines plan-

---

(1) Il en est de même aux doigts, et nous avons constamment trouvé, contrairement à ce qu'indique Bourceret, une longue veinule, quelquefois dédoublée, satellite de l'artère collatérale.

taires des orteils, leurs veines latérales, une anastomose volumineuse émanée de leurs veines dorsales et une autre, plus fine, qui
se détache de leurs veinules collatérales.

Et telle est l'origine de l'arcade dorsale : *troncs interdigitaux*,
d'une part, et *troncules dorsaux des orteils*. A ses deux extrémités, elle communique avec l'arcade plantaire, et ainsi se trouve
constitué un véritable cercle veineux : nous allons voir bientôt
comment le sang y circule.

Un mot encore. Au pied, l'arcade dorsale et les veines marginales
s'appliquent directement à l'aponévrose et, pour les découvrir, il
faut enlever, avec la peau, une mince couche graisseuse et plusieurs
feuillets de tissu lamelleux ; mais il se détache du bord postérieur
de l'arcade une série de rameaux, plus fins, très sinueux, qui dessinent de larges mailles, immédiatement accolées à la peau, et se
jettent souvent très haut à la jambe, dans les saphènes et leurs
branches. C'est une sorte de *plexus dérivatif sous-dermique*, et
ce double plan de veines superficielles existe sans doute sur toute
la surface du corps.

Il est inutile d'insister de nouveau sur le volume et la confluence
des veines plantaires ; mais ce volume n'est pas également réparti :
c'est au niveau du talon et des extrémités interne et externe du
bourrelet sous-métatarsien, *aux points de pression*, que le réseau
plantaire est, de toute évidence, et plus gros et plus serré ; nous
en chercherons plus loin l'interprétation.

Rappelons encore les sinuosités de ces veines et leurs bosselures, qui témoignent du nombre de leurs *valvules*.

Leurs *anastomoses profondes* sont très multipliées, et d'une
grande importance.

1° Sur les deux bords du pied, les troncules terminaux qui se
jettent dans les veines marginales s'unissent presque constamment
à leurs affluents plantaires profonds ;

2° A la plante, tout le long des gouttières qui séparent la région
moyenne des éminences thénar et hypothénar du pied, une série de
branches anastomotiques se détachent des veines superficielles
et se jettent dans les veines plantaires internes et externes, qui
rampent aux côtés des artères correspondantes ;

3° Enfin les arcades rétro-tendineuse et rétro-malléolaires s'anastomosent toujours, et par plusieurs branches, avec les veines tibiales postérieures et péronières.

Arrivons aux valvules. L'étude s'en fait très aisément par les injections partielles et rétrogrades. Serrez dans un garrot la partie inférieure de la jambe et injectez la veine marginale interne, ou l'externe, par voie centripète : le liquide coloré redresse et dessine en relief les goussets valvulaires ; le plexus sous-cutané pas plus que les affluents profonds de la plante ne se sont remplis. Parfois quelques rameaux se laissent forcer et des traînées colorées font entrevoir par places le riche plexus qui vient d'être décrit ; en poussant avec quelque force le piston, on arrive à rompre les valvules, et, tout d'un coup, le liquide passe et la nappe veineuse paraît sous la peau : deux ou trois fois nous avons réussi à remplir, par ce procédé, une grande partie du réseau plantaire ; mais l'injection s'arrête net à la racine des orteils. C'est que, dans les veines plantaires superficielles, les valvules s'ouvrent du côté de la face dorsale, des bords et des espaces interdigitaux, et ainsi en est-il dans les veines profondes ; au contraire, les valvules des veines digitales s'ouvrent d'avant en arrière, du côté de la plante : en résumé, le sang des veines digitales et celui des veines plantaires afflue dans l'arcade veineuse plantaire, et de là il s'écoule librement jusqu'au réseau dorsal. Ce que M. Le Dentu a si bien démontré pour les veines profondes s'applique donc aussi au système autrement riche des veines superficielles.

Telle est l'ordonnance des veines de la plante du pied, chez l'homme ; une telle richesse et une telle constance obligeaient à les rechercher aussi chez les grands animaux.

II. — Veines de la plante du pied chez les animaux

Autruche. — Nous avons injecté et disséqué deux pieds d'autruche. La plante (nous parlons de la face inférieure du doigt principal) est en forme de semelle ; elle est noirâtre, et, sur une coupe allant jusqu'à l'aponévrose profonde, on trouve : la peau, épaisse de

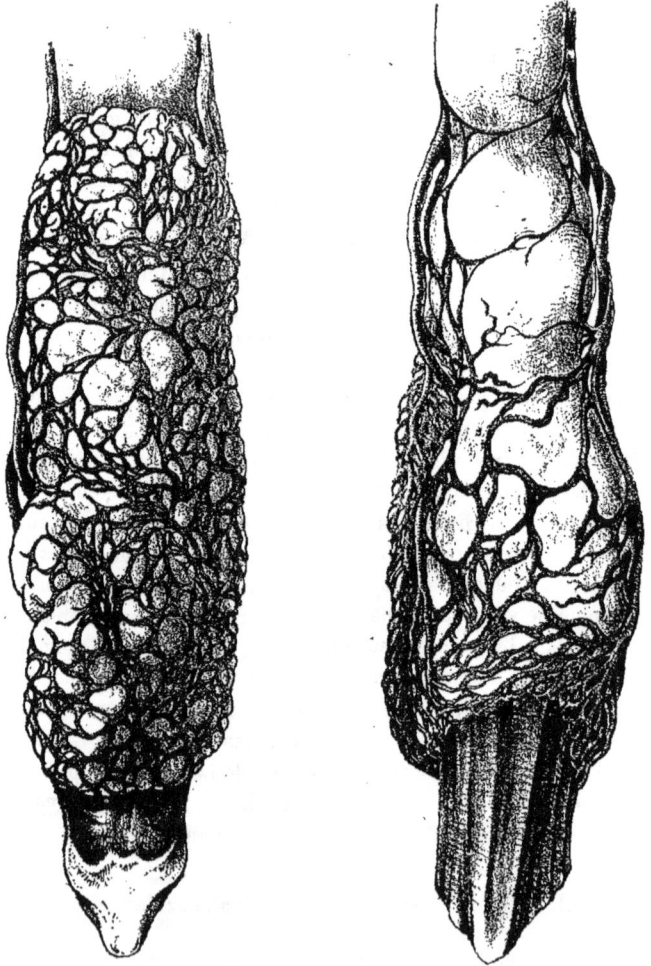

Fig. 3. — *Veines du pied de l'autruche :* la figure de gauche représente le réseau veineux plantaire ; celle de droite, les veines de la face dorsale (troncs marginaux ; arcades péri-unguéales).

1 centimètre, et dont les deux tiers sont composés d'une couche cornée, dure et compacte, hérissée de fines bosselures à la surface de pression ; au-dessous, trois coussinets graisseux, véritables sachets de graisse à enveloppe fibreuse, simplement accolés, et enchâssés par l'épaisse carapace cutanée.

Sur une telle coupe, on voit, à la limite profonde de la peau et dans son épaisseur, une série de veines injectées. Le réseau veineux peut se préparer à plat, en le sculptant branche à branche dans le bloc fibreux et corné de la peau, comme le représente la planche II ; on le constate plus aisément en sectionnant un lambeau de peau, que l'on dissèque retourné : une lame fibreuse l'applique contre la face profonde du derme où ses branches se creusent autant de rainures.

Chacun des bords du pied est parcouru par une grosse veine et une artère, elles sont homologues des veines et des artères collatérales des doigts. De ces deux veines marginales se détachent une série d'arcades qui contournent les deux bords de la plante, et y forment le riche plexus reproduit fig. 3. Sans y insister, nous ferons remarquer seulement le volume et les mailles serrées de ces veines intradermiques : elles semblent fort peu valvulaires.

Éléphant. — Nous avons injecté l'un des pieds de l'éléphant qui mourut au printemps dernier au Muséum d'histoire naturelle. La peau fut enlevée, non sans peine, tout autour de cette large surface d'appui circulaire qu'on peut considérer comme la plante ; de chaque côté une grosse veine se bifurquait en deux branches, et chacune d'elles longeait la circonférence de la plante, en émettant une série de rameaux qui plongeaient dans son épaisseur.

Cette peau a une tranche de 4 à 5 centim. ; elle comprend une couche cornée irrégulière et sillonnée de crêtes à sa face superficielle, et, au-dessous, un derme fibreux, d'un jaune rougeâtre. Une lame blanchâtre, aponévrotique, en double la face profonde, et glisse sur une énorme masse graisseuse, rougeâtre, agglomérée en paquet, et enveloppée aussi d'une toile fibreuse. Suivre les veines par la dissection ordinaire eût été chimérique ; un large carré fut circonscrit et enlevé au centre de la plante : on put alors reconnaître et préparer, adhérent au derme, un lacis serré de grosses veines, d'où émergeaient des branches plus petites destinées à former des réseaux secondaires, dans l'épaisseur même du tissu dermique (fig. 4).

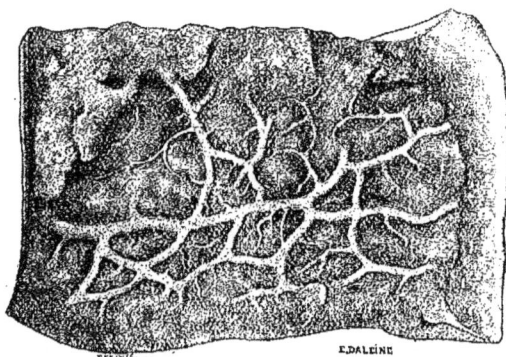

FIG. 4. — *Plante du pied de l'éléphant ; fragment de peau disséqué par sa face profonde ; réseau veineux.* — Sur la tranche, on voit les orifices béants des grosses veines intra-dermiques.

Kanguroo. — Il était intéressant d'étudier comparativement, chez un animal dont le mode de déambulation est si particulier, les veines du membre supérieur et celles du membre inférieur.

La figure 5, dessinée d'après nature, indique très nettement ce que l'on constate, au membre inférieur, sur le segment qui sert en quelque sorte de « tremplin », dans le saut. A la main, les veines étaient très fines ; il en est de même au pied, sur les coussinets graisseux qui en occupent la face plantaire. Mais ce ne sont pas là, en réalité, les organes de la sustentation et du saut. C'est la face intérieure du long tarse qui frappe le sol, et cela surtout par sa moitié postérieure, près de l'angle qu'il forme avec le squelette jambier. Or, là encore, on trouve une épaisse lame cornée et une couche graisseuse : à la face profonde de la peau, une série de veines transversales émanées d'une longue branche marginale s'irradient en plexus, il est facile de s'assurer qu'elles sont sensiblement plus grosses dans la moitié postérieure, au niveau « du tremplin ».

Nous avons retrouvé des faits analogues chez le chien, le
cobaye, etc. Enfin, on a décrit depuis longtemps les riches plexus

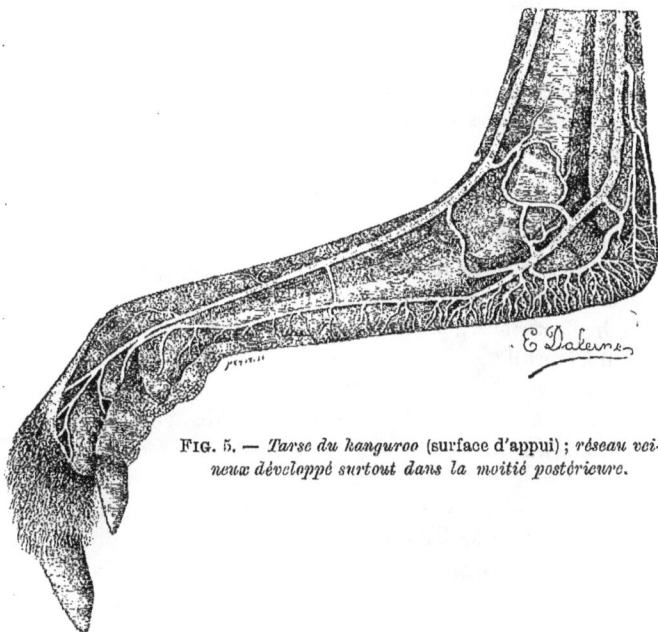

FIG. 5. — *Tarse du kanguroo* (surface d'appui) ; *réseau veineux développé surtout dans la moitié postérieure.*

veineux du pied du cheval : *plexus solaire*, à la face inférieure de
la troisième phalange; *plexus podophylleux* et *plexus coronaire*
tout autour (1). Ruini et le professeur Ercolani (de Bologne) y
ont même signalé un appareil érectile (2).

III. — Essai d'interprétation physiologique

Ne sommes-nous pas autorisé à conclure que les plexus veineux
sont un élément essentiel des organes de sustentation, aussi bien
chez les grands animaux que chez l'homme?

(1) Bouley. *Traité de l'organisation du pied du cheval* (Atlas, pl. XIX. et XX).
(2) Ercolani. Dei tissuti e degli organi erettili (*Mem. Acad. d. Sc. di Bo-
logna*, 1868).

Il est curieux de comparer, sous ce rapport, la paume de la main à la plante du pied. La paume, injectée par la même méthode, laisse voir un fin réseau, à mailles assez étroites, qui la recouvre tout entière, qui naît à la racine des doigts par une branche transversale, l'arcade veineuse palmaire, s'anastomose avec les veines profondes à travers les interstices du fascia palmaire, et se relie, de chaque côté, aux veines dorsales, en haut à celles de l'avantbras. Mais ces rameaux sont d'une finesse extrême, sauf au talon de la main; ils sont aussi très noueux, par suite, très valvulaires. Le type anatomique est donc le même qu'au pied, en réalité, mais les différences de volume sont aussi accusées que la différence des fonctions entre le pied et la main.

A quoi attribuer, en effet, cette richesse du plexus plantaire? A quoi sert-il?

Sucquet voyait là des canaux dérivatifs; mais ses belles injections ne prouvent rien de ce qu'il avance. Ici, pas plus qu'à la main, une dissection fine ne révèle nulle part une réelle continuité d'une artériole et d'une veinule. On retrouve toutes les dispositions que Sucquet figure dans ses planches, mais toujours on arrive à constater qu'il s'agit d'entre-croisements et non d'inosculations.

Ce sont des veines, et le rôle même de la plante du pied suffit à expliquer leur nombre et leur volume, surtout au niveau des trois talons, des points de pression.

Nous avons vu que dans le plexus plantaire superficiel, aussi bien que dans les veines profondes, le courant sanguin marche de la plante vers le dos du pied : à chaque pression sur le sol, dans la marche, le sang est refoulé dans les veines marginales et leurs affluents dorsaux. « A chaque pas, les mêmes phénomènes se répètent avec une régularité qui permet de considérer le pied..... comme une sorte de cœur situé à l'extrémité inférieure du membre, aux confins des systèmes artériel et veineux » (Le Dentu). Et nous savons aujourd'hui que cette force impulsive porte non seulement sur les veines plantaires profondes, mais sur cette nappe sanguine considérable qui s'étale au-dessous de la peau. Le lac plantaire se remplit de nouveau dès que le pied se soulève, et ces alternatives sans cesse renouvelées de distension et d'affaissement sont bien faites pour en déterminer la dilatation progressive.

Mais ce développement veineux, qui procède des fonctions mêmes du pied, a-t-il, en retour, quelque utilité physiologique ? Il sert d'abord à la circulation veineuse, et ce jeu de pompe foulante (*Pumpwerk*, Braune) n'est pas d'action minime sur la marche ascensionnelle du sang. Mais il sert aussi à la sustentation.

Ce serait un leurre de croire que cette nappe veineuse puisse résister, comme une lame de liquide incompressible, à la pression du sol, et qu'il y ait là une semelle de sang, qui soit, en quelque sorte, comme les semelles à air des chaussures exploratrices de Marey. Nous venons de voir que les valvules s'ouvrent largement sur tout le pourtour de la plante, et laissent passer le sang qui s'échappe du réseau sous-cutané ou des veines profondes.

Mais les veines sont enchâssées dans l'épaisseur même du derme, elles s'y renflent en bosselures : une partie de la pression s'épuise à vider ces canaux intra-dermiques, et la peau est déchargée d'autant. En outre, et c'est là, à n'en pas douter, son rôle principal, ce riche plexus veineux entretient la caléfaction de la peau plantaire, si lointaine et soumise à tant d'intermittences circulatoires.

Du reste, tout est combiné, au pied, pour ménager la nutrition de la peau : c'est la forme voûtée de la plante, qui l'empêche d'être comprimée en même temps sur toute son étendue ; chez les animaux où la base de sustentation semble plane, de nombreux accidents de surface, les reliefs de la couche cornée disséminent encore la charge sur un certain nombre de points ; c'est aussi une couche cornée épaisse, c'est une lame graisseuse segmentée de cloisons fibreuses et résistantes chez l'homme, ou agglomérée en coussinets (animaux), enfin c'est encore un volumineux plexus veineux.

Ainsi le fonctionnement du pied crée le plexus veineux, et le plexus, à son tour, devient une condition du fonctionnement normal. Chez le nouveau-né, les veines de la plante sont d'une

extrême finesse, relativement ; avec l'âge, avec la marche, elles
se développent pour acquérir ces larges proportions qu'on leur
trouve chez l'adulte. Il n'y a là, du reste, qu'une application de la
loi générale de l'*adaptation évolutive des organes* chez les
individus comme dans les espèces.

III

La circulation veineuse des moignons (1).

Le moignon est un organe à part; il a sa vie à lui, son inner-
vation et sa vascularisation spéciales.

L'anatomie des moignons ne s'est faite que peu à peu, et si l'on
a étudié avec soin les muscles, les tendons, les os, les nerfs, et
aussi la circulation artérielle, les veines n'ont jamais occupé qu'une
place fort restreinte dans les travaux des auteurs. Ici encore, on a
trop souvent confiné le système veineux dans le rôle subalterne de
satellite des artères.

Dès 1859, M. Verneuil, en présentant à la Société anatomique
une pièce « relative au mécanisme de l'oblitération des veines con-
sécutive aux amputations » se plaignait « qu'on se fût toujours
préoccupé exclusivement des artères, et qu'on eût négligé les
veines dans l'examen anatomo-pathologique des moignons ».
Cette idée est restée familière à notre éminent maître, et c'est
d'après ses conseils que nous avons entrepris nos recherches.

J. Cloquet (2), Breschet (3) avaient à peine esquissé le mode de
terminaison des nerfs et des vaisseaux dans le moignon. Larrey,
dans un mémoire qui fait époque, s'occupe surtout des nerfs.
Blasius (4) (1833) avait observé déjà « que l'oblitération des vaisseaux est le plus souvent bornée à la cicatrice ou à la surface de
la plaie, et qu'elle ne s'étend jamais à une grande distance du

(1) LEJARS. *Archives de physiologie*, 1889.
(2) Art. AMPUTATION, *Dict.* en 18 vol., 1821.
(3) Art. CICATRISATION, *ibid.*, 1822.
(4) De l'état des nerfs et des vaisseaux du moignon après l'amputation des
membres (*Allgem. medicin. Zeit.*, 1833; analysé dans *Arch. gén. de méd.*,
2e série, t, II, p. 484).

moignon, *surtout dans les veines* ». Rizet (1), dans sa thèse, signale les varices des moignons, mais il les croit très rares, même quand elles existent sur les veines du reste du membre.

En 1869, M. Chauvel publie dans les *Archives générales de médecine* un mémoire sur l'*Anatomie pathologique des moignons d'amputés*, mais la circulation veineuse n'a pas encore d'histoire ; et la thèse de Verdalle (2) (1872) ne fournit pas de documents.

En 1872 encore, Pihet (3), dans une excellente thèse, inspirée par M. Nicaise et qui reste, aujourd'hui encore, le travail d'ensemble le plus complet, consacre aux veines des moignons les quelques lignes que voici : « Leur mode de terminaison est analogue à celui des artères ; elles se transforment en cordons fibreux qui se perdent dans la cicatrice... Les modifications qu'éprouvent leurs tuniques sont peu connues ; il nous a semblé qu'elles s'épaississaient. Quant à leur calibre, nous l'avons trouvé rétréci dans une hauteur variable au-dessus de l'oblitération. Le plus souvent, à l'ouverture des veines, on ne trouve pas de caillot ; leurs parois sont seulement accolées et réunies dans une étendue variable (Chauvel) ; mais, ici comme pour les artères, on ne peut pas être absolu ; ainsi, dans un moignon de cuisse, Ripoll a trouvé la veine fémorale oblitérée çà et là par des caillots déterminant une dilatation. »

Dix ans plus tard, M. le Dr P. Segond (4), sous l'inspiration du professeur Verneuil, publiait dans la *Revue de chirurgie*, le résultat de recherches d'un haut intérêt, sur les « modifications du calibre des vaisseaux dans les membres amputés ». Par une série de mensurations précises, il démontrait que les artères du membre opéré subissent, à la suite des amputations, presque toujours une notable diminution de calibre ; que ce rétrécissement porte sur tout le membre mutilé, depuis son extrémité jusqu'à sa racine, et alors même que le segment retranché ne représente,

(1) RIZET. Quelques mots sur les moignons (*Thèse de doctorat*, 1853).
(2) VERDALLE. Étude anat. pat. des moignons d'amputés (*Thèse de doctorat*, 1872).
(3) PIHET. Anat. path. des moignons anciens (*Thèse de doctorat*, 1872).
(4) *Revue de chirurgie*, 1882.

comme dans les amputations du pied ou de la main, qu'une faible
partie de la masse totale. — Dans les deux membres amputés
dont il donne une description détaillée, M. Segond avait mesuré
avec grand soin jusqu'aux artères de petit calibre, jusqu'à celle du
nerf médian, et, là encore, la différence de volume avec l'artère du
côté sain s'accusait nettement. — Quant aux veines, M. Segond
indique lui-même que les veines superficielles n'ont pas été injectées ; les grosses veines profondes ont seules été mesurées, dans
un cas (amputation d'avant-bras au tiers supérieur) la sous clavière,
l'axillaire et l'une des humérales profondes, dans l'autre (amputation
de cuisse) l'iliaque externe et la fémorale, au-dessus et au-dessous
de l'embouchure de la saphène interne : les différences se chiffrent
par un certain nombre de millimètres.

Cependant, M. Verneuil (1), relatant la dissection d'un moignon
de désarculation tibio-tarsienne, écrivait : « J'ai disséqué avec
soin les vaisseaux et nerfs sous-cutanés ; *un réseau veineux assez
riche au voisinage de la ciratrice* se jette dans la saphène interne,
en arrière de l'extrémité inférieure du péroné. »

En résumé, l'injection totale des veines du moignon n'avait
jamais été pratiquée. Seul, en 1862, Sucquet (2), au cours de ses
recherches sur les vaisseaux dérivatifs, les signale sur un moignon
de cuisse. Il injectait par l'artère principale et à froid une solution de résine dans l'alcool, colorée avec un peu de noir de fumée,
et le liquide traversait les capillaires en remplissant à la fois artères
et veines ; mais il devenait impossible de distinguer les deux
espèces de vaisseaux. « Sur un vieilllard amputé depuis longtemps,
écrit Sucquet, j'ai pratiqué une injection de l'artère crurale avec la
solution alcoolique ordinaire. On voit, dans le dessin du membre,
par la coloration du moignon, du genou, de la partie inférieure de la cuisse, combien l'injection a pénétré toutes ces régions,
Dans la peau comme dans les tissus qu'elle recouvre, tissus fibreux,

(1) Désarticulation tibio-tarsienne (*Mémoires de chirurgie*, t. II, 1880).
(2) SUCQUET, *Circulation dérivative dans les membres et dans la tête chez
l'homme*, p. 34 (mémoire couronné par l'Académie, 1862), et *Atlas* (pl. IV,
fig. 2).

cellulaire, adipeux, les artères ont pour la première fois transmis partout l'injection dans les veines... Les muscles seuls font exception à cette pénétration générale des vaisseaux... L'abondance des vaisseaux injectés couche sur couche, dans les tissus fibreux et dans la peau, était telle qu'il est bien difficile de croire que tous ces vaisseaux existaient à l'état latent. J'incline à penser que des voies nouvelles ont été ouvertes à la circulation, en même temps que tous les vaisseaux étaient élargis. » Nous ne suivrons pas Sucquet dans ses conclusions, l'existence des vaisseaux dérivatifs est aussi problématique dans les moignons qu'aux extrémités des membres, mais il avait entrevu le riche plexus veineux que nous allons décrire.

Il était impossible, en effet, par la méthode ancienne et classique d'injection des veines, de mettre en évidence leur réseau d'origine dans le moignon; il fallait choisir un tronc sous-cutané près de sa terminaison cicatricielle, ou chercher au hasard, sous la peau, une branche plus fine pour y pousser, par voie centripète, le liquide coagulable, et les valvules sont là pour arrêter tout reflux vers le bout du moignon ou dans son épaisseur. Aussi la plupart des observateurs y avaient-ils renoncé.

Remplir le système veineux par ses racines, en injectant par l'artère, l'une après l'autre, deux masses, la première, à couleur soluble, qui franchit le réseau capillaire; la seconde, à couleur pulvérulente, qui s'arrête net à cette barrière; telle est la méthode (1) qui, seule, permet l'injection totale et distincte des moignons.

Voici donc comment nous avons procédé :

Un garrot est noué et serré autour de la racine du membre; une canule, pourvue d'ajutage, est fixée dans l'artère (humérale et fémorale), puis le membre est détaché et plongé dans un bain de 39° à 42° pendant trois ou quatre heures; on l'injecte dans le bain,

---

(1) Nous avons exposé ailleurs cette méthode générale d'injection des veines (*Académie de médecine*, 23 septembre 1888), et notre travail a été honoré d'un rapport de M. le professeur Mathias Duval.

et, si l'on a eu soin de l'amarrer convenablement, la manœuvre ne souffre pas de difficultés.

Deux masses sont préparées, toutes deux à base de suif et de cire, dans les proportions ordinaires : dans la première, le suif étant fondu et chaud, on a jeté, par pincées, de la racine. d'orcanette (1); la couleur rouge se diffuse aussitôt, et, en augmentant la dose de racine, on obtient une belle teinte d'un rouge brillant; il ne reste plus qu'à passer dans un linge, et la masse à couleur soluble est prête. La seconde masse est colorée, suivant le procédé ordinaire, avec matière pulvérulente (jaune de chrome, par exemple).

On injecte donc par l'artère la masse à couleur soluble, et l'on s'arrête quand les veines superficielles se dessinent en relief. Séance tenante, et toujours par l'artère, on pousse la seconde masse à couleur pulvérulente, et cela avec énergie, jusqu'à ce que le piston n'avance plus. Il ne reste plus alors qu'à laisser refroidir le moignon et à disséquer lentement, par petites séances, en s'armant de ciseaux fins et de patience.

VEINES DES MOIGNONS

Nous avons injecté, par cette méthode, et disséqué le moignon d'avant-bras (amputé au tiers inférieur) qui est représenté dans notre fig. 7 (2); un moignon de jambe, amputé au lieu d'élection, et dont nous possédons aussi le dessin; un moignon de bras (amputation au tiers supérieur); enfin, deux moignons de cuisse. Toujours, nous avons été frappés de la richesse du réseau veineux superficiel et de la vascularisation des névromes; nous prendrons pour type de notre description le moignon de jambe et surtout celui

(1) Il existe toute une série de matières colorantes solubles dans les corps gras; la racine d'orcanette est d'un emploi très simple et d'un prix très modique.

(2) Nous ne saurions trop remercier notre habile dessinateur, M. Daleine, du soin extrême qu'il a mis à reproduire fidèlement, et branche par branche, les vaisseaux injectés. Nous étudierons dans un second mémoire, inséré dans ce même numéro, les veines des névromes et leurs rapports avec les douleurs des moignons.

d'avant-bras, ici représenté, et dont la dissection a été le plus soignée.

Le système veineux des moignons présente à étudier ;

1° La terminaison des troncs veineux superficiels ;

2° Le réseau veineux péricicatriciel ;

3° Les veines des névromes.

Nous ajouterons quelques remarques sur les veines profondes et sur les artères.

1° *Terminaison des troncs veineux superficiels.*

En les suivant de haut en bas sur l'avant-bras ou la jambe, on les voit finir à une distance de la cicatrice qui varie de 1 à 2 centimètres, et souvent après s'être incurvés et contournés légèrement. Ils conservent leur calibre jusqu'au bout, et se terminent brusquement par une ampoule arrondie, à peine renflée, qu'on peut appeler *ampoule terminale* (fig. 6). A première vue et sur

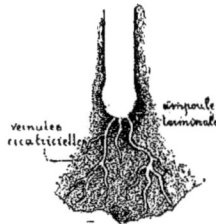

FIG. 6.

un moignon non injecté, elle semble réunie par un tractus fibreux, en forme de cordonnet aplati, à la cicatrice : c'est cette bandelette que tous les auteurs ont vue et qu'ils ont décrite comme le vestige de l'oblitération du tronc veineux. Mais elle n'est pas entièrement fibreuse. A l'ampoule terminale aboutissent des veinules, sinueuses et ramifiées, qui naissent dans l'épaisseur même de la cicatrice ; uniques parfois, on en trouve plus souvent deux ou trois, et même un chevelu ; elles rampent entre les faisceaux dissociés et amincis du cordon veineux oblitéré. Nous verrons dans un instant où se rendent les autres veinules de la cicatrice.

Il faut remarquer que le tissu inodulaire est, au bout du moignon, beaucoup plus richement vascularisé qu'on ne l'a cru jusqu'ici : « Sa structure est très simple, écrit Pihet; il est formé principalement par du tissu conjonctif serré, il reçoit *quelques rares vaisseaux*, quelques filets nerveux, enfin il est recouvert d'une couche épithéliale. » Sur notre moignon d'avant-bras, où l'injection artérielle était elle-même très fine, la cicatrice était sillonnée, dans toute son épaisseur, de canalicules jaunes et rouges, qui figuraient un réseau serré d'artérioles et de veinules.

2° *Réseau veineux péricicatriciel.*

Il suffit de jeter les yeux sur notre fig. 7 pour apprécier sa richesse. Les troncs superficiels et leurs rameaux sont très développés sur toute la surface du membre ; mais c'est à l'extrémité du moignon, dans un rayon de 4 à 5 centim., tout autour de la cicatrice, que le réseau veineux, par la confluence, le volume et l'orientation de ses branches, se caractérise d'une façon toute spéciale. A la dissection, sous la mince peau qui couvre l'extrémité du moignon, on trouve une nappe continue de troncules veineux accolés; disséqués et tendus, ils forment une couronne dont les rayons semblent tous émerger du centre même de la cicatrice.

Les branches du réseau se détachent, en effet, presque toutes à leur origine du tissu même de la cicatrice, où des veinules analogues à celles dont nous parlions plus haut se rassemblent pour les constituer ; presque aussitôt, d'autres affluents leur arrivent de la profondeur, et les anastomosent avec la partie terminale des veines profondes.

Du reste, ces voies de communication sont très multipliées sur tout le territoire du réseau veineux péricicatriciel. Ses troncules s'irradient presque sur toute la périphérie de l'extrémité amputée ; quelques-uns, nés sur une face, enjambent le bord terminal de la cicatrice pour cheminer sur l'autre. Ils sont rectilignes ou légèrement sinueux, sauf quelques segments plus contournés; ils dessi-

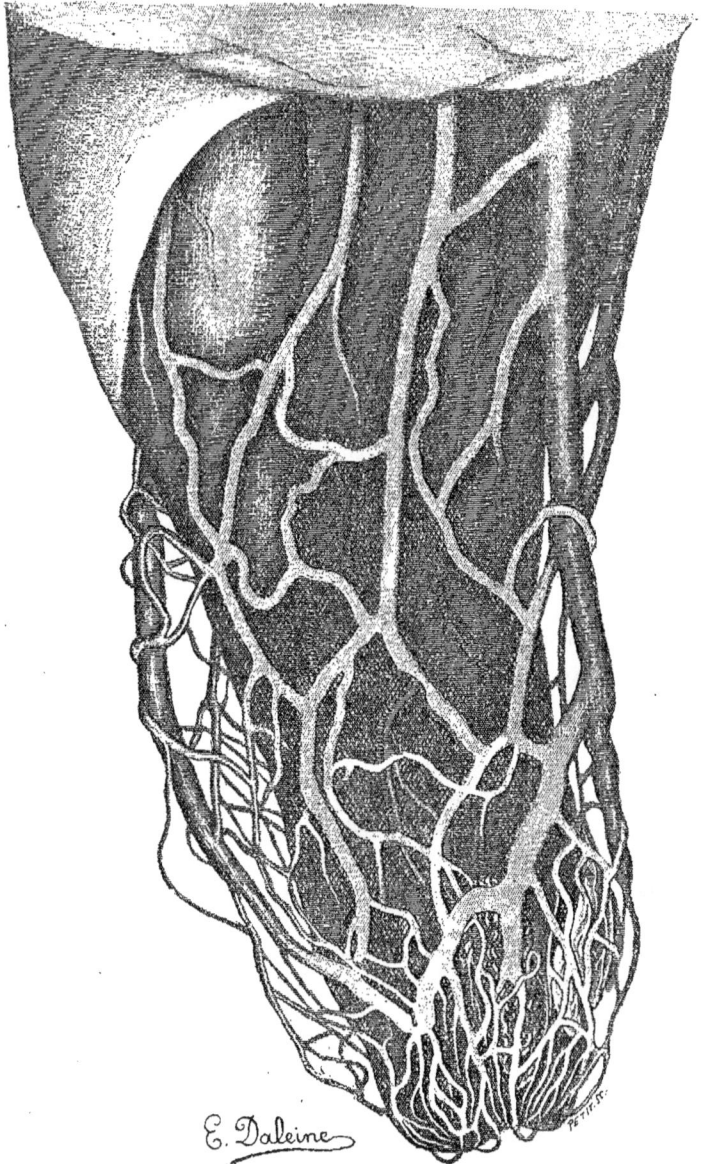

FIG. 7. — *Veines d'un moignon d'avant-bras* (vue postérieure).

nent, par leurs anastomoses obliques, de grandes mailles longitudinales ; enfin, à des hauteurs variables, ils se jettent dans les
branches voisines des troncs superficiels ou dans les troncs eux-
mêmes, à distance de leur ampoule terminale. Ces veines sont
finement bosselées, et leur calibre s'accroît à mesure qu'elles
s'élèvent ; leur volume varie un peu, suivant les points, mais leur
confluence est la même partout.

Sur le moignon de jambe amputée au tiers supérieur, l'ordonnance du réseau veineux était analogue, mais, la cicatrice étant
située à la face postérieure du membre et rétractée assez haut, les
troncules émanés de son bord inférieur s'incurvaient en arcades
au-dessous de l'extrémité du moignon pour remonter sur sa face
antérieure, au-devant et sur les côtés du genou ; les veinules cica-
tricielles étaient très développées et les anastomoses profondes
fort nombreuses. Enfin les parois de la bourse séreuse prérotu-
lienne, épaissies, étaient le siège d'un lacis serré et noueux de
veinules. C'est là en effet le type ordinaire du réseau veineux péricicatriciel, tel qu'il existait sur nos autres pièces, avec quelques
variétés dans son développement.

IV

Recherches sur les veines des névromes et sur les douleurs des moignons (1).

I. — DES VEINES DES NÉVROMES DANS LES MOIGNONS

Un fait constant et que nous avons toujours retrouvé sur nos moignons injectés, c'est la *riche vascularisation veineuse des névromes*. Nous n'insisterons pas ici sur les caractères des névromes cicatriciels : ils existaient toujours à l'extrémité des troncs nerveux profonds, et quelquefois des troncs superficiels, et leur hauteur au-dessus de la cicatrice était fort variable. Sur le moignon du bras, presque tous les troncs du plexus brachial étaient fusionnés à leur extrémité en un névrome, du volume d'une grosse noix, auquel adhérait aussi le bout oblitéré de l'artère et de la veine axillaires (fig. 8).

Sur la face antérieure du moignon d'avant-bras, représenté fig. 74, on voyait cinq névromes, dont le volume variait d'une noisette à un gros pois ; sur la ligne médiane, à 3 centim. et demi de la cicatrice, à laquelle le reliait un tractus d'aspect fibreux (2), le névrome du médian, le nerf lui-même était gros, sinueux (3) et très vasculaire ; en dedans, deux névromes, l'un sur le brachial cutané interne, l'autre sur le cubital ; et deux autres en dehors, sur le musculo-cutané et la branche antérieure du radial.

(1) LEJARS. *Archives de physiologie*, 1889.
(2) Nous disons « d'aspect fibreux », car il eût fallu un examen microscopique pour déterminer si ce tractus contenait des filets nerveux ; cette question ne rentrait pas dans notre cadre.
(3) Ces sinuosités des nerfs dans les moignons ont été signalées depuis longtemps. « Dans quelques cas, écrit M. Verneuil, j'ai vu ces sinuosités portées à un degré tel qu'il en résultait un aspect moniliforme et sinueux rappelant celui du canal déférent. » (*Mémoires de chirurgie*, t. II, p. 763, en note.)

Tous les névromes laissent constater les mêmes faits : sur la face superficielle, on voit une veinule, généralement assez grosse, aborder le névrome, s'accoler à sa surface ou à l'un de ses bords et se ramifier : l'aspect est très élégant sur les pièces, où les veinules injectées et rouges se dessinent en relief, sur le fond blanc des névromes ; les ramuscules terminaux plongent dans l'épaisseur du moignon nerveux où la pointe fine des ciseaux décèle un réseau interstitiel. Sur la face profonde, on trouve, en général, une autre veinule, d'origine différente, et qui s'applique au névrome et s'y divise comme la première. Leur disposition varie, du reste, un peu; ce qui est constant, c'est la présence d'un riche réseau veineux qui forme gaine autour du névrome, et dont les ramuscules plongent dans son épaisseur; ces veinules interstitielles conservent parfois un volume presque égal à celles du réseau périphérique : le névrome du médian, dans la pièce représentée planche I, était ainsi traversé en divers sens par des veinules relativement très développées.

D'où viennent ces veines des névromes ? Des troncules du réseau péricicatriciel ou des veines profondes; mais toujours, quand elles émanent du système profond, une anastomose les relie au réseau superficiel : il est facile sur la planche I de vérifier le fait, en suivant jusqu'à leur origine les veinules des névromes. Sur le médian, on voit une série de ramuscules superficiels, qui s'échelonnent à sa surface, et se divisent à angles très obtus, en pénétrant dans son épaisseur; mais la plupart de ses branches lui sont fournies par les deux veines satellites de *l'artère du nerf médian* qui cheminent en arrière de lui et le contournent en bas : ce sont elles encore qui donnent au névrome sa grosse branche antérieure; il en reçoit une autre d'une veine superficielle qui le croise, et une troisième, d'origine superficielle aussi, qui le pénètre par son pôle inférieur.

Les veines des névromes sont accompagnées d'une artériole qui se ramifie, elle aussi, et se perd dans un réseau interstitiel, mais le volume de ces artérioles est toujours très inférieur à celui des veinules.

Insistons encore sur la riche vascularisation des troncs nerveux eux-mêmes, dans tout le membre amputé.

Des veines profondes, nous ne dirons que peu de chose : elles se terminent très près de la cicatrice, et s'anastomosent par des voies multiples, comme nous l'avons vu, avec le réseau veineux cicatriciel : leur volume est loin d'être comparable à celui des veines superficielles, il semble qu'il ait subi, dans quelques cas, une réduction assez marquée. (Voyez surtout la figure 8.)

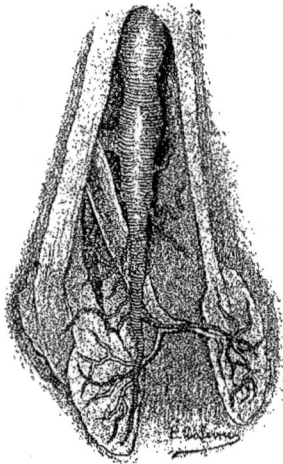

FIG. 8. — *Moignon d'amputation intra-deltoïdienne ; névrome cicatriciel ; distribution artério-veineuse.*

Pour les artères, le fait si bien mis en lumière par MM. Verneuil et Segond se révélait d'une façon éclatante, même en dehors de toute mensuration, dans le moignon d'amputation du bras. Nous donnons ci-contre le dessin du paquet vasculo-nerveux (fig. 8); l'artère axillaire, grosse en haut, se réduisait de plus des deux tiers au-dessous de l'origine des circonflexes et conservait ce calibre sur toute la longueur du moignon proprement dit (1).

(1) Sur le dessin, le névrome commun des nerfs du plexus brachial est divisé en deux moitiés, et laisse voir sur la tranche le réseau veineux interstitiel.

Il faut remarquer encore que, si les veines péricicatricielles étaient longées par quelques artérioles, il n'y avait, dans le système artériel de l'extrémité du moignon, rien de comparable à son développement veineux. Nous insisterons pourtant sur un peloton vasculaire que l'on aperçoit sur la face postérieure du moignon d'avant-bras (pl. II) à demi caché derrière un tronc veineux superficiel : il y avait là, sur le segment terminal de l'interosseuse postérieure et de ses veines, dans l'épaisseur même du plan charnu, un paquet d'artérioles, sinueuses et enroulées comme dans un bouquet de Müller, et enchevêtrées de veinules : c'était comme une miniature d'anévrysme cirsoïde.

II. — Essai d'interprétation. Les douleurs des moignons

Tels sont les faits : comment les expliquer ? et que peuvent-ils expliquer eux-mêmes ?

Nous n'exposerons pas à nouveau la théorie du rétrécissement des artères du moignon, telle qu'elle a été formulée par MM. Verneuil et Segond : on ne saurait nier que, dans les premiers temps qui suivent l'amputation, la tension ne subisse un accroissement dans l'artère tronquée et dans ses branches principales, c'est « une loi d'hydraulique » (Verneuil). Mais, à une époque plus lointaine, quand le moignon, après une série de tâtonnements, en quelque sorte, a acquis sa forme et ses organes définitifs, le débit artériel s'est régularisé, le calibre des gros troncs s'est plus ou moins rétracté, et la tension y est alors égale à la tension artérielle générale, ou même lui est inférieure. Toujours est-il que, par suite de l'oblitération de l'artère principale à son extrémité et sur une hauteur variable, ce n'est que par la voie d'affluents étroits et obliquement implantés sur le tronc originel que le sang afflue à l'extrémité du moignon. La vis à tergo doit donc être, par sa dispersion même, assez faible à l'origine des veines : une autre impulsion leur manque, celle de la contraction musculaire.

Au bout du moignon, dans tout le territoire du réseau veineux cicatriciel, la gaine musculaire n'existe pas ou n'existe plus qu'à l'état de lamelles amincies et fibreuses ; la circulation veineuse a perdu un puissant agent, le plus puissant peut-être, l'*expression muscalaire*, qu'elle ne retrouve que sur un segment plus élevé du membre.

Voilà une double entrave qui détermine un degré variable de stase du sang veineux, au bout du moignon, et la dilatation progressive des veines.

On ne saurait oublier une autre condition qui représente l'élément variable du problème : c'est le travail auquel le moignon a été soumis, c'est-à-dire les mouvements, les frottements et les pressions.

Le travail musculaire développe le système veineux, les pressions répétées et alternatives jouent le même rôle, et par un mécanisme analogue : aux *points de pression*, dans l'organisme, on trouve constamment un réseau veineux superficiel richement développé, à la plante du pied, par exemple, chez l'homme et les grands animaux (1). Il en est de même des moignons; et celui qui est représenté dans nos planches appartenait à un homme de musculature puissante, et qui s'en servait activement.

En réalité, le moignon devient une extrémité comme le pied ou la main; il en partage, dans une certaine limite, les conditions circulatoires. C'est ainsi que cette nappe veineuse superficielle sert peut-être, ici encore, à la calorification cutanée à l'extrémité du moignon. Mais il est un autre fait plus intéressant : c'est la vascularisation veineuse des névromes dans ses rapports avec les moignons.

On trouve maintes fois signalées, dans les observations, la rougeur et l'injection des névromes. « Ils ne sont pas tous également vasculaires, écrit Pihet. Pour certains auteurs les douleurs que ressentent les amputés seraient en raison directe de la vascularisation des nodosités nerveuses. Smith, cité par Virchow (2), a trouvé, chez un homme qui avait été amputé du bras, trois névromes, dont l'un, très douloureux, sur le nerf cutané interne, était

(1) Nous espérons montrer bientôt que ces plexus veineux sont un élément essentiel des *organes de sustentation*.
(2) *Pathologie des tumeurs*, trad. franç., t. III, p. 439-445.

fortement vascularisé, intérieurement comme extérieurement, tandis que les deux autres, siégeant à l'extrémité du nerf médian et du radial, étaient tout à fait indolores, avaient un aspect tout blanc et étaient dépourvus de vaisseaux. » Pineau (1) a vu, chez un amputé de jambe, une dilatation considérable des artérioles du nerf sciatique, alors que la fémorale était presque entièrement oblitérée par épaississement de ses parois, et il ajoute : « Les artères qui ont diminué de volume sont surtout celles qui alimentaient la jambe, qui n'existe plus depuis vingt-cinq ans, et celles qui ont augmenté de volume sont celles qui alimentaient la douleur depuis vingt-cinq ans. *Ubi stimulus, ibi fluxus.* » Et Broca cite un opéré de Desault, sur lequel Boyer trouva dans l'épaisseur du grand nerf sciatique, onze mois après la ligature de la poplitée, une artère collatérale grosse comme une radiale ordinaire.

Cette injection des névromes, telle que l'ont constatée les auteurs, est souvent le fait d'un processus inflammatoire, et il faut établir deux catégories dans les douleurs des moignons : les douleurs névritiques, qui ne rentrent pas dans notre sujet, et les névralgies simples, douleurs intermittentes, compatibles avec une forme et une texture toutes normales de l'organe, et dont bien peu de moignons restent pour toujours exempts. Sur les douleurs de ce genre, le froid, l'humidité, le milieu extérieur exercent une influence dès longtemps avérée, mais dont le mécanisme intime restait encore obscur. Il devient aisé à comprendre en présence des faits anatomiques que nous avons exposés. Le réseau veineux des névromes communique largement avec le réseau péricicatriciel ; or, cette nappe veineuse qui double la peau de l'extrémité du moignon obéit, comme tous les plexus veineux superficiels, à l'action des agents physiques extérieurs ; le froid rétracte et affaisse les veines du dos de la main, il rétracte aussi les veines superficielles du moignon, et, chassé du réseau péricicatriciel, le sang reflue dans les veines des névromes, les gonfle et les congestionne ; ainsi se trouvent expliquées, par un fait très simple et tout physiologique, et les douleurs et leurs intermittences.

(1) *Thèse de Pihet,* p. 98.

V

Les voies de sûreté de la veine rénale (1).

La circulation, dans les grosses veines viscérales, doit lutter contre certains obstacles spéciaux. Laissons de côté les faits de thrombose et d'oblitération de la veine cave : même à l'état physiologique, le cours du sang dans les veines rénales doit subir un temps d'arrêt, si court soit-il, lors de la présystole et de l'onde en retour qu'elle détermine, et cet obstacle s'exagère avec les lésions tricuspidiennes et l'hypertrophie du cœur droit. Chez certains animaux, le cheval, le mouton, le lapin, une valvule suffisante obture l'embouchure des veines rénales dans la veine cave : « elle empêche plus ou moins complètement la régurgitation du sang veineux de la veine cave vers le rein, et s'oppose ainsi à la congestion de cet organe ». « Cette valvule, dit encore Mac Donnell (*Journal de physiol. de Brown-Séquard*, 1859. Recherches sur les valvules des veines rénales et hépatiques et sur la circulation hépatico-rénale), existe quelquefois chez l'homme, et consiste en deux replis membraneux, semi-lunaires, placés au-dessus l'un de l'autre, le plus profond étant entièrement étendu, forme un pont complet oblitérant l'embouchure de la veine. » Nous n'avons point retrouvé cette valvule chez l'homme ; deux ou trois fois seulement, l'angle de réunion de la veine rénale, et de la veine cave, qui forme toujours un éperon bien marqué, se soulevait un peu en forme d'opercule très mince et très incomplet incapable de remplir un rôle valvulaire. Et pourtant, même dans les faits morbides, la circulation veineuse du rein paraît bien prémunie contre l'obstacle ou l'arrêt ; les cliniciens l'attestent : « Si l'oblitération s'étend de l'oreillette droite aux veines rénales, écrit Denucé

(1) Lejars, *Soc, anatomique*, 1888,

(art. *Caves*, du *Dict. encyclop.*), le sang reflue par les veines lombaires qui s'élargissent notablement. Comme il existe d'ordinaire de très larges anastomoses entre ces veines et la grande azygos, le sang suit cette voie pour aller se jeter dans la veine cave supérieure. Lorsqu'il existe une demi-azygos volumineuse, elle concourt puissamment à ce résultat. » Et Labadie-Lagrave (art. *Rein*, *Dict. Jacc.*), après avoir constaté la rareté des troubles de la fonction urinaire à la suite des thromboses de la veine cave inférieure au-dessus de l'embouchure des rénales, se demande si « les accidents veineux avaient passé inaperçus, ou bien si le rétablissement d'une circulation collatérale par les anastomoses des veines rénales et azygos préviendrait cette congestion en ramenant le sang veineux du rein dans la veine cave par une voie détournée ? ».

Ces voies dérivatives semblent constantes dans leur existence et en grande partie dans leur forme, si nous en croyons les résultats obtenus sur près de 80 cadavres examinés à ce point de vue.

Du reste, la plupart des auteurs mentionnent les anastomoses des veines rénales. D'après Henle, « les deux veines rénales, surtout la gauche, s'anastomosent avec les veines pariétales, les veines lombaires, azygos et demi-azygos », et plus loin, comme veine dérivative (Nebenausgang) destinée à ramener le sang des veines intercostales dans la veine cave inférieure, il indique, à part les veines lombaires, des branches de communication inconstantes des veines azygos et demi-azygos avec le tronc de la veine cave inférieure et les veines rénales. Il rappelle aussi le système de Retzius. Les mêmes faits sont reproduits par Cruveilhier. « A leur origine, les veines rénales, dit M. le professeur Sappey, communiquent avec les veines de la capsule adipeuse, par des radicules qui s'étendent au delà de la surface des reins ; à leur terminaison elles communiquent avec les veines lombaires. » Et plus loin, il signale à son tour l'anastomose assez fréquente de la veine rénale gauche avec la petite azygos à son origine. Quain consacre trois lignes à ces communications. Dans l'atlas de Bourgery et Jacob, deux planches intéressantes à notre point de vue ; à la planche 76, la veine rénale gauche s'anastomose avec la petite azygos et une veine lombaire ; à la planche 75, la veine urétérique naît d'un riche plexus, derrière le bassinet, et s'unit dans son trajet descendant avec les spermatiques et les veines lombaires. Les auteurs signalent donc ces communications réno-azygos-lombaires, mais ils ne font que les signaler, sans fournir aucune donnée précise sur leur fréquence, leur disposition ordinaire, et le rôle spécial qui leur est dévolu.

Nous croyons, d'après nos recherches, que les voies dérivatives de la veine rénale peuvent se grouper en trois systèmes principaux, systèmes qui se combinent ou se remplacent, et dont l'importance est fort inégale :

  1° Les veines émergentes ;

  2° Le système de la capsule adipeuse, auquel se rapportent les anastomoses pariétales, porto-rénales, urétériques, et spermatiques ;

  3° Le système des canaux de sûreté réno-azygo-lombaires, le plus constant et le plus développé de tous.

1° Nous entendons par veines émergentes les veines qui sortent directement du parenchyme rénal, en dehors et à une distance variable du hile, pour se jeter dans les troncs voisins. Depuis longtemps, M. le professeur Verneuil avait remarqué ces veines accessoires, et prévu le rôle dérivatif qu'elles pourraient remplir, Mais elles sont en somme très rares : nous ne les avons trouvées que six fois sur 80 cadavres. C'est du bord interne du rein, au-dessous du hile, à une distance de 1 à 2 centim., qu'elles émergent; souvent accompagnées d'une artériole accessoire, souvent aussi doubles ou plexiformes, elles aboutissent à la veine cave, aux veines lombaires, quelquefois au plexus spermatique. En les suivant dans l'épaisseur du parenchyme, on les voit se ramifier bientôt et c'est par l'intermédiaire du réseau capillaire qu'elles se mettent en rapport avec le système de la veine rénale.

2° Si les veines émergentes sont rares ; le réseau veineux de la capsule adipeuse est constant, mais son développement varie.

Il suffit d'avoir isolé quelques reins pour savoir quel volume acquièrent parfois ces veines capsulaires, dont les branches croisent les deux faces de l'organe, surtout la postérieure, et en

dedans, se réunissent en plusieurs petits troncs pour se jeter dans
la veine rénale, dans la spermatique et dans les veines de l'uretère.
Mais ce n'est pas seulement par ces troncs terminaux que la communication s'établit entre la veine rénale et le système capsulaire :

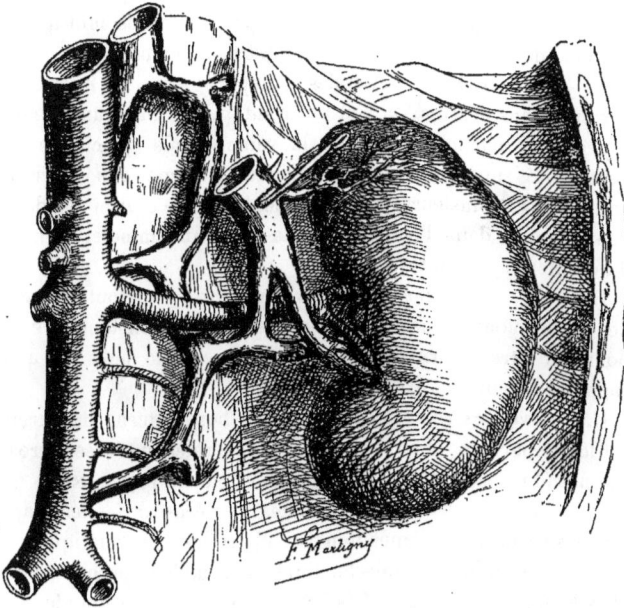

FIG. 9. — *Canal réno-azygo-lombaire.*

de toute la périphérie de l'organe se détachent des branchioles
qui se jettent dans le même réseau. Récemment Steinach (Examen
sur la circulation sanguine du rein. C. R. Acad. des sciences de
Vienne, 1885) injectait et représentait « dans les couches périphériques de la substance corticale de petits vaisseaux qui se réunissent dans le voisinage des glomérules les plus superficiels,
forment de petits troncs, traversent ainsi la tunique fibreuse,
rampent à sa surface, et se jettent dans la capsule adipeuse. De

ce fait résulte que le sang des couches corticales périphériques,
en dehors des touffes veineuses, des voies qui traversent le parenchyme jusqu'au hile, trouve encore ouverte devant lui une voie
plus courte, par ces petites veines, qui émergent directement de
la capsule ».

Le réseau capsulaire est donc uni par des voies multiples au
système des veines rénales; d'autre part, il communique :

A. — Avec les veines pariétales et diaphragmatiques inférieures;
sur un de nos dessins, on voit un tronc, gros comme une médiane
céphalique, partir du bord de la veine rénale gauche, croiser
l'extrémité supérieure du rein, en recevant une veine surrénale
accessoire, et plusieurs veines adipeuses, et se diviser en dehors
pour plonger dans l'épaisseur de la paroi abdominale, au niveau
du dernier espace intercostal.

B. — Avec les branches de la veine porte, et surtout les veines
des mésocôlons : anastomoses qui semblent constantes, et qui
pourront être anormalement énormes, comme nous en avons
rapporté ailleurs un exemple.

C. — Avec les veines urétériques : le bord interne de l'uretère
est longé par une veine sinueuse et généralement assez grosse,
qui prend naissance derrière le bassinet par un petit plexus.

D. — Avec les veines spermatiques ou utéro-ovariennes : rappelons les variétés de disposition valvulaire des spermatiques, qui
quelquefois se laissent injecter totalement de haut en bas (surtout
chez l'enfant), et d'autres fois barrent le chemin au liquide à peu
de distance de leur embouchure rénale.

Toutes les anastomoses sont petites à l'état normal; on les
trouve très développées dans un cas d'engorgement ou d'arrêt
circulatoire.

3º Voici enfin la plus constante et la plus volumineuse des voies
d'échappement de la circulation du rein; le canal de sûreté réno-
azygo-lombaire.

Du bord postéro-inférieur de la veine rénale se détache une
branche qui se porte en arrière, croise le bord droit de l'aorte et se
dédouble : l'une des divisions oblique en bas et en dedans, descend

se jeter dans une grosse veine lombaire ; l'autre s'accole au corps vertébral sous-jacent, le contourne en passant sous la première arcade du psoas, plonge profondément jusqu'au-devant du col de la dixième côte, se recourbe et remonte devant les neuvième et huitième côtes, pour décrire alors un second coude qui la ramène sur la face antérieure du rachis ; elle se continue là directement avec la petite azygos. Donc, une branche lombaire et une branche destinée à l'azygos, les deux réunies en un canal commun : tel est le canal réno-azygo-lombaire.

C'est en réclinant par en haut la veine rénale, et en soulevant le bord gauche de l'aorte, qu'on découvre le canal anastomotique, né très près de la spermatique, un peu en dedans d'elle : pour l'observer dans toute sa longueur, il faut sectionner la veine émulgente, rejeter à droite et à gauche ses deux bouts, et le poursuivre par la dissection sous le psoas.

La branche descendante finit en ampoule à sa jonction avec les veines lombaires, ampoule souvent très grosse, même chez l'enfant. C'est l'affluent destiné à l'azygos qui est ordinairement le plus volumineux ; arrivé devant le col des côtes, il émet une branche pariétale (l'une des dernières veines intercostales), et une grosse branche rachidienne, qui plonge à travers un trou de conjugaison et se perd dans les plexus rachidiens. Dès lors, il rejoint la demi-azygos, et sa portion recourbée n'est en réalité que la continuation du tronc de cette veine. En effet, sur tous les cadavres que nous avons examinés, la disposition constante des azygos était la suivante : de la veine iliaque primitive, près de sa bifurcation, naît une veine qui gagne très vite le bord interne du psoas, à la hauteur de la symphyse sacro-iliaque, et plonge au-dessous de lui ; elle monte profondément, grosse et sinueuse, devant les apophyses transverses lombaires (c'est la lombaire ascendante) et, au-dessus du diaphragme, se coude pour apparaître alors seulement sur le devant des corps vertébraux, et former la portion thoracique de l'azygos. C'est à la lombaire ascendante que se portent les veines lombaires, très variables de nombre, et c'est à elle que le canal anastomotique aboutit, lui aussi, un peu avant son coude terminal.

Ce canal réno-azygo-lombaire, nous l'avons trouvé et disséqué 62 fois sur 70 cadavres ; 8 fois il manquait : sa fréquence serait donc de 88 p. 100. Et cette proportion nous semble exacte, si nous tenons compte d'un certain nombre d'examens sommaires, faits dans des autopsies ou à l'École pratique, et qui ne peuvent trouver place parmi ces résultats précis.

Son volume est ordinairement très notable, souvent très gros ; plusieurs fois le canal, volumineux et distendu jusqu'à l'émergence de son affluent rachidien, diminuait dans sa portion terminale.

Il est sujet à quelques variétés dans son mode d'origine, sa direction, le trajet de ses branches.

Fréquemment il n'émerge pas du tronc même de la veine rénale, mais de l'une de ses grosses divisions postérieures ; il peut naître aussi par un tronc commun avec la veine spermatique. Sur l'une des planches que nous présentons à la Société, le canal anastomotique réno-lombaire se détache de la veine rénale avec la spermatique, se sépare d'elle, après un trajet de 4 à 5 centim., continue à longer l'uretère jusqu'à la hauteur du détroit supérieur, et se recourbe alors pour décrire une anse très longue et se jeter enfin dans les veines lombaires. L'obliquité de la branche lombaire varie aussi ; et l'une des deux branches peut manquer. Ordinairement c'est la division inférieure qui n'existe pas, l'affluent destiné à l'azygos persiste presque toujours. Mais ces faits d'absence sont rares. Par contre, on peut trouver deux canaux réno-azygo-lombaires émanés de la même veine rénale.

Enfin l'existence de ce canal ne peut-elle pas expliquer certains faits de dédoublement ou d'obliquité anormale des veines du rein ? Quand il y a deux veines rénales, à gauche, l'une passe devant, l'autre derrière l'aorte ; sur une de nos planches, la veine postérieure, sous-aortique, était entièrement anastomotique : elle donnait un rameau à la veine sus-aortique, la veine capsulaire inférieure, une branche assez grosse qui montait verticale vers la demi-azygos, et contournait le rachis pour suivre le trajet ordinaire du canal réno-azygo-lombaire. Deux fois, nous avons vu la veine rénale gauche naître très bas de la veine cave, et remonter obliquement sous l'aorte pour atteindre le hile ; une petite branchiole se détachait de la veine cave au point d'origine ordinaire de la rénale et la rejoignait au niveau de son coude, à peu de distance du hile ; n'y avait-il pas là inversion du volume entre le canal réno-lombaire et la veine rénale ?

Un fait curieux, c'est que ce canal, si bien développé à gauche, existe fort rarement à droite : nous ne l'avons trouvé que six fois ; peut-être est-il suppléé par d'autres voies qui se laissent entrevoir, nous comptons y revenir.

On conçoit quel doit être le fonctionnement du canal dérivatif réno-azygo-lombaire. Quand la colonne sanguine directe se trouve arrêtée, le sang reflue par la voie détournée du canal, qui le ramène, soit dans la veine cave et, par elle, dans l'origine des azygos ; soit dans l'azygos elle-même et les plexus rachidiens : veines sans valvules, soumises à l'aspiration thoracique, bien placées par conséquent pour jouer un rôle de dérivation. Ce sont les mêmes voies qui s'ouvrent dans le cas de thrombose de la veine cave. Si le canal de sûreté n'existe pas, les deux autres systèmes peuvent le remplacer : dans le cas où existait une veine émergente, le canal réno-lombaire manquait presque toujours ; enfin nous avons vu le système de la capsule adipeuse dilaté et gorgé de sang, sur des sujets où la circulation cave se trouvait mécaniquement entravée, et nous ferons remarquer que, sans parler du canal de sûreté, ces veines ont bien le volume des veines portes accessoires, si petites normalement, et qui se dilatent comme l'on sait, sous l'effort prolongé d'une circulation gênée.

Nous nous réservons de poursuivre ces recherches, et de présenter à la Société une série de pièces préparées sur l'adulte ; mais, dès aujourd'hui, nous sommes autorisés, croyons-nous, à poser les conclusions suivantes :

1º Le système des veines du rein est pourvu, comme le système porte, et probablement comme toutes les veines viscérales, d'un *appareil de dérivation*;

2º Cet appareil est représenté par une série de voies dérivatives, dont la principale est un *canal de sûreté réno-azygo-lombaire*. Ce canal existe, à gauche, sur 88 p. 100 des sujets, au moins ; sa disposition est à peu près constante. Il est rare à droite, et suppléé sans doute par d'autres voies, encore mal déterminées ;

3° Ces anastomoses réno-azygo-lombaires sont très probablement des restes de la veine cardinale postérieure : Nous reviendrons aussi sur cette origine embryologique.

Voici quelques types de canaux réno-azygo-lombaires :

1° Canal oblique en dedans.

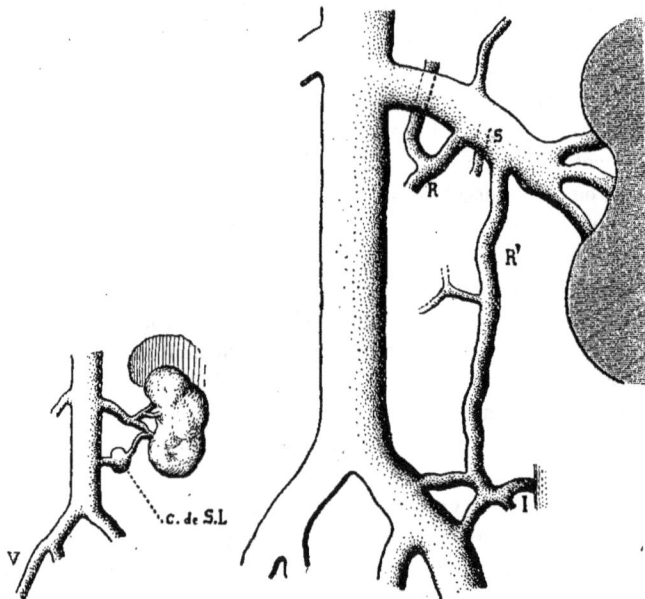

FIG. 10. — *Canal étendu de la branche inférieure de la veine rénale à la veine cave, et muni d'une ampoule près de sa terminaison* (fœtus).

FIG. 11. — *Canal régulier,* R, S : v. spermatique naissant isolément. R, longue anastomose étendue jusqu'à la veine iliaque primitive. I, veine iléo-lombaire.

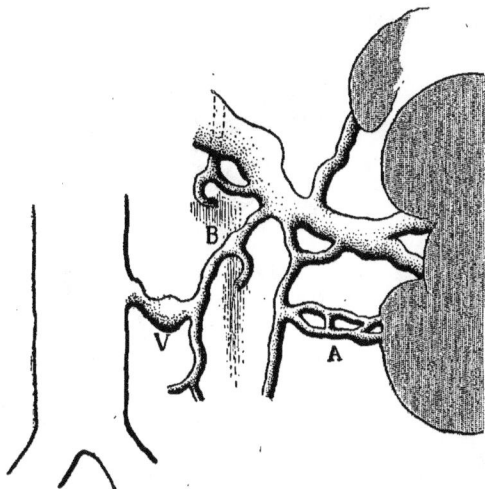

FIG. 12. — *Double canal :* le supérieur B se divise en deux branches divergentes ; l'inférieur V, ampullaire, se termine dans la veine cave. — A, veine émergente, se jetant dans la spermatique.

2° *Canal oblique en dehors.*

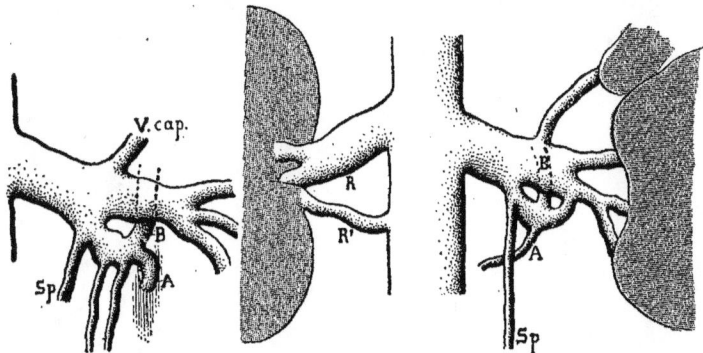

FIG. 13. — *Canal ampullaire, se divisant, en dehors, en deux branches,* B, azygienne ; A, lombaire. — Sp., v. spermatique naissant de l'origine même du canal.

FIG. 14. — *Canal ampullaire et courbe, qui rejoint en dehors l'une des branches de la veine rénale, et fournit deux rameaux :* B, azygien ; A, lombaire. — Sp. v. spermatique naissant de l'origine même du canal. R, R' : veine rénale droite, dédoublée.

Voici enfin un exemple de canal réno-azygo-lombaire droit.

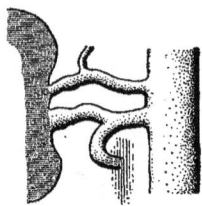

Fig. 15. — *La veine rénale est dédoublée :* de la branche inférieure naît l'anastomose azygo-lombaire.

VI

Les veines de la capsule adipeuse du rein (1).

Les vaisseaux de la capsule adipeuse du rein n'ont fourni matière jusqu'ici à aucune étude anatomique précise ; quelques mots à peine leur sont consacrés dans les traités classiques (Henle, Cruveilhier, Sappey), et si, dès longtemps, l'on a relevé, lors d'oblitération de la veine cave inférieure ou des veines rénales, le développement considérable de ces veines capsulaires, on n'a point cherché à les suivre jusqu'à leurs multiples terminaisons, ni à démêler leur disposition normale.

Et, de fait, sur le cadavre, les veines capsulaires, souvent vides et affaissées, se distinguent mal à première vue ; elles sont enfouies dans la graisse, et c'est au milieu de ces pelotons adipeux, qui matelassent le rein sur son bord externe et à son extrémité inférieure (2), qu'il faut les suivre. Mais, sur certains sujets, elles restent gorgées de sang, et à la faveur de cette injection naturelle, l'étude en devient aisée. Enfin la méthode de l'injection des veines par les artères permet de les remplir et de les obtenir dans leur ensemble.

Nos recherches ont porté sur plus de vingt-cinq cadavres, et maintes fois nous en avons vérifié, au cours d'autopsies, les résultats principaux.

Le système de la capsule adipeuse est, en somme, un grand centre de dérivation veineuse : il fallait en déterminer avec précision les connexions et les débouchés anastomotiques.

(1) LEJARS. *Archives de physiologie*, janvier 1891 (en collaboration avec M. TUFFIER).
(2) TUFFIER. La capsule adipeuse du rein (*Revue de chirurgie*, 1890).

Or ces veines se départagent naturellement en *cinq groupes* :
gr. capsulo-rénal; gr. capsulo-mésaraïque ; gr. capsulo-surré-
nal ; gr. capsulo-spermatique ; gr. capsulo-lombaire. A chaque
groupe de veines, disons-le tout de suite, correspond une branche
artérielle, en sorte que la même division s'applique de tout point
aux *artères capsulaires.*

Groupe capsulo-rénal. — Sur les deux faces du rein, il est
aisé de suivre une série de veinules, le plus souvent accolées à la
capsule fibreuse, transversales pour la plupart, et qui convergent,
en dedans, à la veine rénale et ses branches. Leur nombre varie,
ou plutôt elles se dessinent avec plus ou moins de netteté, suivant leur volume, et leurs anastomoses figurent, quand elles
sont distendues, un treillis à mailles assez étroites qui enlace le
rein.

En avant, c'est par deux ou trois troncules, souvent plus,
qu'elles se jettent, près du hile, dans les branches antérieures de
la veine rénale (fig. 19). Quelques-unes se prolongent même jusqu'au canal réno-azygo-lombaire et jusqu'aux veines de l'uretère.
En arrière, on trouve, accolé à la face postérieure du bassinet, un
plexus, ordinairement fort développé, et qui sert de terminaison
supérieure aux veines de l'uretère ; ce peloton veineux *rétro-pyéli-*
que est connu depuis longtemps ; il est figuré par Bourgery et
Jacob (1) : c'est lui qui reçoit la plus grande partie des veines
capsulo-rénales postérieures.

Mais les connexions vasculaires sont plus étroites encore entre
le rein et sa capsule adipeuse. En décortiquant l'organe de son
enveloppe graisseuse, on voit se rompre une multitude de veinules
qui criblent le parenchyme sur toute sa surface. Que sont-elles ?
Les unes naissent dans la couche cellulo-adipeuse périrénale et
traversent la tunique propre pour se jeter dans les étoiles de
Verheyen ; c'est là un premier système *centripète,* si l'on veut.
Les autres, *centrifuges,* naissent dans le rein et en émergent pour
se jeter dans les veines capsulaires. On les reconnaît à un examen
attentif: elles se détachent sous forme de petits troncules, très fins,

(1) Atlas, pl. LXXV.

mais qui ne perdent rien de leur calibre, jusqu'à ce qu'ils se soient abouchés dans une veine plus grosse de l'enveloppe. Steinach (1) a pu déterminer leur origine intraparenchymateuse : il a injecté et représenté, « dans les couches périphériques de la substance corticale, de petits vaisseaux qui se réunissent dans le voisinage des glomérules les plus superficiels, forment de petits troncs, traversent ainsi la tunique fibreuse, rampent à sa surface ou se jettent dans la capsule adipeuse. Le calibre de ces petits troncs, qui émergent directement de la capsule, oscille entre $0^{mm},09$ et $0^{mm},11$. La nature veineuse de leurs parois est facilement reconnaissable. S'il est plus difficile d'observer ces petites veines sur les coupes, cela s'explique par ce fait que c'est un pur hasard de trouver un petit tronc contenu encore dans le parenchyme et en continuité avec une branche déjà émergée. Au contraire, sur les pièces injectées, on voit très souvent ces petites veinules se tendre et se rompre quand on enlève la capsule. De ce fait résulte que le sang des couches corticales périphériques, en dehors des touffes veineuses, des voies qui traversent le parenchyme jusqu'au hile, trouve encore ouverte devant lui une voie plus courte, celle de ces veinules qui émergent directement de la capsule ». Ce sont là, à proprement parler, des *veines rénales accessoires*.

Qu'elles aillent du rein à la capsule ou de la capsule au rein, cet ensemble de veines établit de riches connexions et une dérivation bien assurée entre la circulation veineuse du parenchyme et celle de son enveloppe. Du reste, les injections en témoignent, et surtout les nombreux faits de stase circulatoire, où l'on trouve le rein et sa capsule graisseuse gorgés de sang, et tout un chevelu de troncules, dilatés et flexueux, qui se détachent de l'organe.

Enfin, signalons encore les *veines émergentes de Verneuil*, grosses branches qu'on voit sortir en plein parenchyme pour aller se rendre à la veine cave, aux veines lombaires, aux spermatiques, mais qui, très rarement, se perdent dans la capsule adipeuse. Leur présence est, du reste, loin d'être fréquente (6 fois sur 80 cadavres).

Voici donc établies les connexions du système veineux rénal et

(1) *C. R. Acad. des sc. de Vienne*, 1885, p. 171.

du système capsulaire : voyons maintenant où se terminent ces
veines capsulaires, *en avant, en haut, en bas, en arrière*.

Groupe capsulo-mésaraïque. — Il suffit de rejeter en dedans le
côlon ascendant ou descendant et d'examiner à travers le péritoine
la région rénale pour voir ramper, entre les feuillets des mésocôlons, une série de veinules qui toutes se dirigent vers le bord
adhérent de l'intestin. On constate aisément qu'il y a, en réalité,
deux systèmes de veinules sous cette lame péritonéale : l'un, à
rameaux très fins, mais d'une richesse extrême, adhère à la face

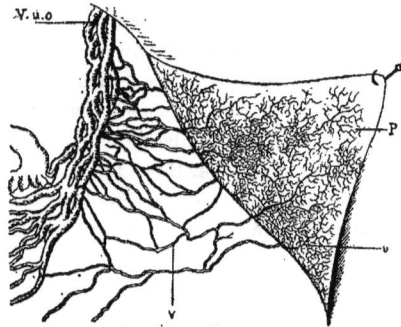

FIG. 16. — *Veine du péritoine iliaque se jetant dans les veines utéro-ovariennes.*

profonde de la séreuse, glisse entièrement avec elle, lui appartient
en propre : c'est le réseau des *veines péritonéales*. L'autre groupe
veineux est compris entre les deux feuillets du mésocôlon, dans
le tissu cellulo-adipeux intermédiaire ; ses branches sont plus
grosses, plus longues, plus directes : il représente les *anastomoses porto-rénales* proprement dites.

Les *veines du péritoine* méritent une description spéciale. Sur
toute l'étendue de la séreuse, mais surtout au niveau du petit bassin, des fosses iliaques et des reins, elles forment un réseau extrê-
ment riche, et dont l'importance dérivative ne saurait être
méconnue ; Retzius y insistait déjà, et l'on reconnaît sans peine que
partout elles servent de voies anastomotiques entre le système
porte et le système cave. Sur un sujet adulte injecté par la méthode

artérielle, nous les avons suivies fort nettement au niveau des fosses iliaques : de la face profonde de la séreuse se détachaient cinq à six troncs qui se portaient transversalement en dedans et s'ouvraient dans les veines utéro-ovariennes et dans le plexus du ligament large (fig. 1). Plus haut, les veines péritonéales sont tributaires des veines du rein. D'autre part, en de nombreux points,

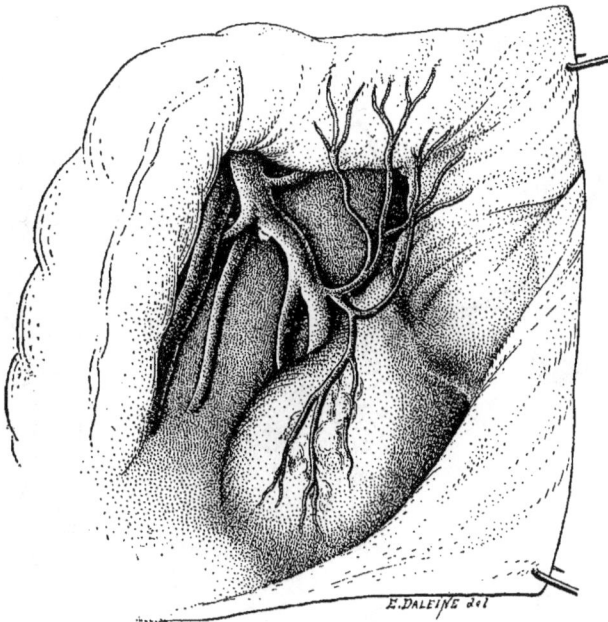

Fig. 17. — *Veines capsulo-mésaraïques* (grosses branches).

sur toute la surface engainée de l'intestin, elles communiquent avec le réseau porte de ses parois.

Les veinules directes *porto-rénales* (fig. 17) émergent des pelotons de la capsule adipeuse et aboutissent aux veines coliques droites et gauches; elles sont constantes et nombreuses. Il en est qui se jettent directement dans les branches de la veine rénale, en

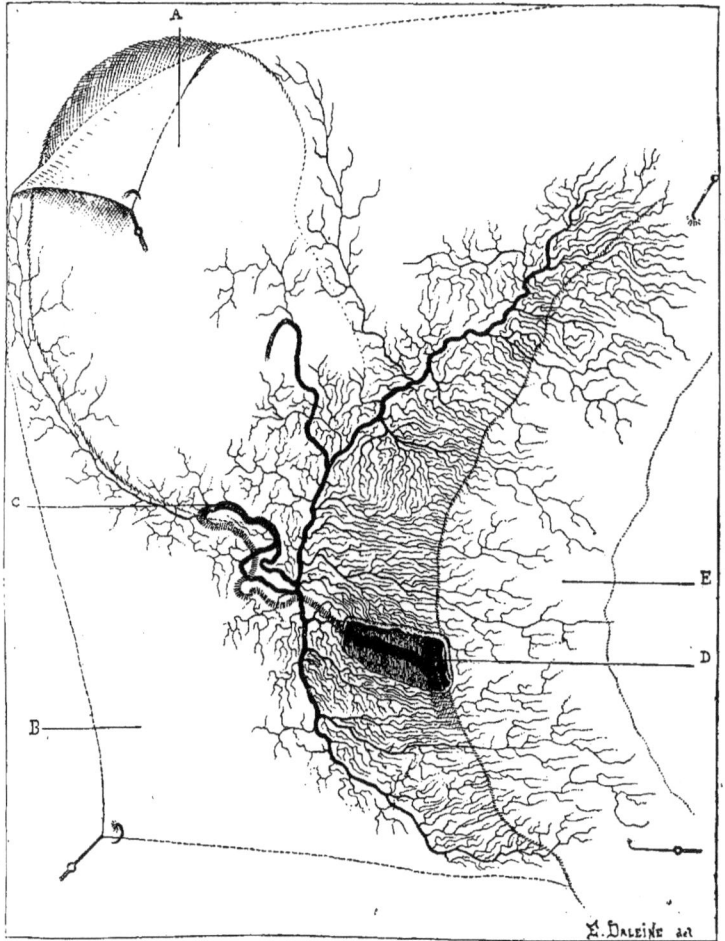

FIG. 18. — *Veines capsulo-mésaraïques* (fin réseau).

A, rein droit ; B, péritoine ; C, veine qui se détachait de la veine colique, recevait des affluents capsulaires et l'arc veineux périrénal, et, par un trajet récurrent, rejoignait les veines spermatiques (D) ; E, côlon ascendant.

donnant quelques rameaux à la zone capsulaire voisine. Retzius (1) les avait déjà injectées ; « sur le cadavre d'un enfant de cinq ans, écrit-il, j'avais lié le tronc de la veine porte à son entrée dans le foie, et j'y avais injecté, au-dessous de la ligature, une masse colorée ; en même temps, je remplis la veine cave inférieure avec une masse colorée différemment. En préparant les veines injectées, je vis des rameaux provenant de la portion gauche du côlon se rendre dans la veine rénale gauche. Je répétai ces injections sur trois cadavres d'enfants du même âge, avec le même résultat. » L'expérience est aisée à reproduire : sur un enfant, nous avions rempli la veine porte à la gélatine rouge, la veine cave à la géla-tine bleue ; sous le feuillet gauche du mésocôlon descendant, une veine, injectée en rouge, se détachait des spermatiques au niveau de l'extrémité inférieure du rein, longeait dans toute sa hauteur le bord externe de l'organe et finissait en se continuant avec une branche de la diaphragmatique inférieure (bleue). Gros comme un fil à fouet, ce segment veineux rouge émettait trois ou quatre petits rameaux qui croisaient la face antérieure du rein et que l'on suivait jusqu'aux branches de la petite mésaraïque (2). Souvent encore on voit se détacher du bord supérieur de la veine rénale un petit tronc qui ne tarde pas à s'épanouir en deux faisceaux de ramuscules, un faisceau capsulaire, un faisceau mésaraïque.

Groupe capsulo-surrénal. — Nous avons vu que sur les deux faces antérieure et postérieure du rein, les veines adipeuses dessi-naient des mailles transversales qui aboutissaient en dedans aux branches de la veine rénale. En dehors, c'est à une longue arcade veineuse qu'elles se rendent, arcade qui circonscrit dans toute sa hauteur le bord convexe du rein, et qui se termine en haut dans la veine surrénale ou capsulaire des auteurs, en bas dans les sper-matiques (fig. 19).

(1) Remarques sur les anastomoses de la veine porte avec la veine cave infé-rieure en dehors du foie (*Journal de physiologie*, de Tiedemann et Trévira-nus, 1833).

(2) LEJARS. Un fait de suppléance de la circulation porte par la veine rénale gauche et la veine cave (*Progrès médical*, 23 juin 1888).

Cet *arc veineux périrénal* est constant; quelquefois il est
brisé vers son milieu, et la continuité n'est rétablie entre les deux
tronçons capsulo-surrénal et capsulo-spermatique que par une
série de chaînons collatéraux. Dans sa forme typique (la plus
fréquente), c'est une veine unique, d'un calibre à peu près uniforme
sur tout son parcours, qui rampe en arcade régulière à quelque

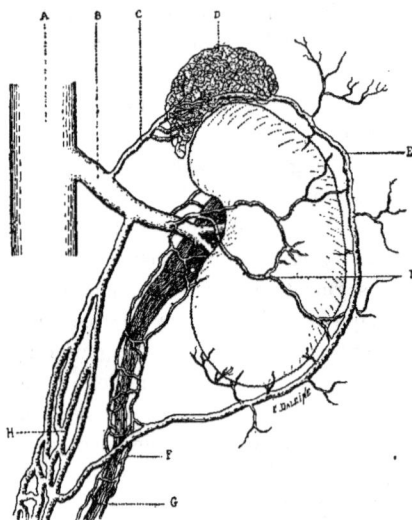

FIG. 19. — *Veines de la capsule adipeuse.*

A, veine cave ; B, veine rénale ; C, veine surrénale (capsulaire des auteurs) ;
D, capsule surrénale ; E, arc veineux périrénal ; F, veine de l'uretère ; G, uretère ; H, veines spermatiques ; I, veines capsulaires antérieures.

distance du bord convexe du rein, reçoit de nombreux affluents
internes et externes, et finit comme nous venons de le dire. Sur
un sujet d'autopsie, cet arc veineux était gros comme le petit doigt ;
son volume ordinaire est celui d'une artère radiale ; sa constance,
la régularité de sa direction et de ses aboutissants, indiquent déjà
le rôle qu'il est appelé à jouer dans la dérivation.

L'extrémité supérieure de l'*arc veineux périrénal*, quelquefois isolée en tronçon, collecte les veinules de la partie la plus élevée de la capsule adipeuse; elle s'insinue, en suivant le bord du rein, sous la corne externe de la capsule surrénale et se perd bientôt dans son épaisseur. Poursuit-on le troncule veineux à travers la glande, on le voit toujours transversal, la traverser près de sa base dans toute sa largeur et se jeter en dedans dans la veine surrénale. Constamment il communique, par un ou deux rameaux, avec les veines diaphragmatiques inférieures, auxquelles la veine surrénale est, de son côté, toujours reliée.

Groupe capsulo-spermatique. — C'est l'autre segment de l'*arc périrénal*; ses affluents lui viennent de la partie inférieure de la capsule adipeuse; il descend obliquement au-dessous de l'extrémité inférieure du rein et s'abouche dans les veines spermatiques, à la hauteur de cette extrémité, souvent plus bas. Son calibre est toujours notable. A son embouchure spermatique, il n'est pas rare qu'il se divise en deux ou trois branches, en un petit plexus; un peu avant sa terminaison, il a croisé l'uretère, et toujours il s'est uni par un ou plusieurs rameaux anastomotiques avec les racines urétériques.

Ces *veines urétériques* ont été peu étudiées. Nous signalons plus haut le peloton veineux rétro-pyélique, qui reçoit leur terminaison supérieure; plus bas, le bord interne de l'uretère est longé par une veine, souvent double ou plexiforme, qui remonte jusqu'à la veine rénale et correspond à toute la longueur de la portion abdominale du conduit. Souvent elle s'anastomose avec les veines lombaires en arrière, avec les spermatiques ou utéro-ovariennes en avant. Plus bas, à la hauteur de la symphyse sacro-iliaque, un troncule, constant aussi et quelquefois double, se détache de l'iliaque primitive ou encore de l'hypogastrique, et, s'appliquant à l'uretère, continue la chaîne jusqu'à la portion terminale. C'est là que la vascularisation est le plus développée : de nombreuses veines procèdent des vésicales postérieures chez l'homme, de l'utérine chez la femme; elles enveloppent le segment terminal du conduit d'un véritable lacis; mais c'est encore sur le bord interne que se groupent les plus grosses branches, achevant ainsi la série des longues arcades qui se prolongent depuis le bassinet.

Il est inutile d'insister sur l'importance de cette *dérivation urétérique*, toute préparée, entre les iliaques primitives et la partie terminale de la veine cave inférieure, et les veines capsulaires, les veines rénales, les veines pariétales lombo-diaphragmatiques.

Groupe capsulo-lombaire. — En arrière, les veines capsulaires se jettent dans les veines pariétales de la région lombaire.

Si l'on suit les veines lombaires à partir de cette longue suite d'anneaux brisés qui forme la lombaire ascendante, on les voit glisser profondément sous le psoas et le carré lombaire, et plus loin se perdre, semble-t-il, dans l'épaisseur de la paroi. Mais cette dissémination n'est qu'apparente, et des branches de gros calibre plongent à travers la paroi en créant de larges anastomoses avec le système sous-cutané. L'une d'elles surtout, la plus grosse, se prête bien à cette constatation : qu'on soulève le carré lombaire par son bord externe et l'on verra un gros tronc veineux qui rampe oblique, à la face profonde du muscle ; arrivé le long du bord externe, il s'incline en bas en se recourbant, puis il disparaît presque, ne laissant qu'une touffe de fines ramifications ; suivez-le dans la profondeur, il plonge le long du bord externe de la masse sacro-lombaire, il perfore toute l'épaisseur de la paroi, et, sans perdre de son calibre, il s'échappe par un orifice de l'aponévrose lombo-sacrée et s'abouche dans le plexus veineux sous-cutané.

Ce trajet, toutes les autres branches veineuses le suivent, et voilà comment le système veineux sous-cutané de la région n'est pas relié seulement au système profond par le fin réseau anastomotique qu'on trouve ailleurs, mais par des veines d'un certain diamètre, troncs perforants, anastomoses directes, qu'on ne saurait mieux comparer qu'à celles des veines des membres inférieurs. M. le professeur Renaut (de Lyon) (1) a insisté récemment sur ces larges communications de la circulation veineuse du rein avec les

(1) Académie de médecine, 1890.

plexus sous-cutanés de la région lombaire et en a tiré d'importantes déductions pathologiques.

Et, en effet, les veines de la capsule adipeuse sont unies à ces veines lombaires — par deux voies :

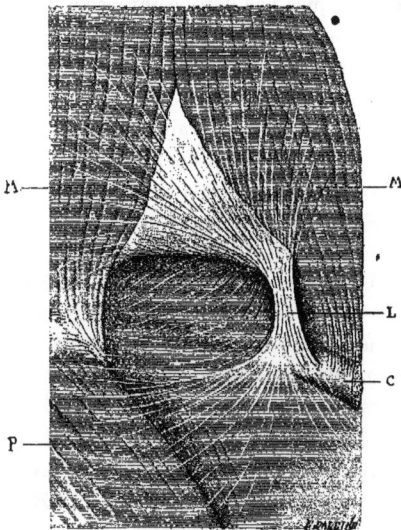

FIG. 20. — *Hiatus costo-lombaire du diaphragme.*

C, douzième côte ; P, psoas ; MM, faisceaux du diaphragme qui s'attachent, l'interne à l'arcade du psoas, l'externe à la douzième côte ; L, toile fibreuse d'enveloppe, qui descend de la face concave du diaphragme sur le carré lombaire (1).

A travers le carré des lombes. La toile fibreuse qui le recouvre est trouée d'orifices : des veines y passent, émanées de la capsule adipeuse, se ramifient dans le muscle, et finalement se jettent dans les troncs lombaires qui rampent à sa face profonde.

(1) A l'occasion du groupe lombaire des veines de la capsule adipeuse, nous avons tenu à donner cette figure, qui représente la disposition normale et constante du diaphragme à la partie supérieure de la loge rénale. Cette disposition a du reste été déjà indiquée par M. le professeur Farabeuf et par Récamie dans sa thèse (*Des rapports du rein*, th. doct., 1889).

Le ligament cintré, tel qu'il est décrit par les auteurs, n'existe pas en an qu'organe d'attache du diaphragme, il n'est qu'un épaississement de la toi

Sur le bord externe du carré des lombes, d'autres veinules, plus grosses, rejoignent les mêmes troncs, au point où ils émergent de dessous le muscle et où naissent leurs anastomoses perforantes.

Mais ce n'est pas tout. Derrière le rein, croisant le carré lombaire, et à demi masqués par la toile fibreuse qui l'enveloppe, descendent les deux nerfs abdomino-génitaux ; un peu plus haut, le ouzième nerf intercostal. Ces nerfs appartiennent bien au territoire rénal, et la fréquence des névralgies lombo-abdominales, au cours des affections du rein, suffirait à le démontrer.

Constamment, une artériole et deux grosses veinules accompagnent ces troncs nerveux ; sur les abdomino-génitaux, en particulier, les veines s'enroulent en plexus autour des cordons nerveux ; en dedans, elles aboutissent aux veines lombaires ; en dehors, elles s'anastomosent avec des rameaux de l'iléo-lombaire. Intimement accolées aux nerfs qu'elles enlacent de leurs mailles, ces veines flexueuses émettent une série de ramuscules *qui plongent dans l'épaisseur même du tronc nerveux*, s'y divisent en arcades et y créent par leurs anastomoses, une abondante vascularisation. Or, ces *venæ nervorum* sont reliées, en de nombreux points, aux veines capsulaires. A travers les orifices de l'enveloppe fibreuse du carré, dont nous parlions tout à l'heure, *tout un groupe de veinules anastomotiques s'étendent de la capsule adipeuse aux venæ nervorum*, et constituent ainsi à la congestion rénale une voie dérivative toute nouvelle, et dont nous verrons bientôt les conséquences.

Telle est l'ordonnance du système veineux capsulaire : il relie le système porte aux veines de la paroi lombaire, les spermatiques et les veines de l'uretère aux diaphragmatiques et à la partie la plus élevée de la veine cave inférieure ; il est relié lui-même, et large-

fibreuse d'enveloppe qui descend de la face concave du muscle sur le carré lombaire. Le diaphragme se fixe en dedans à l'arcade du psoas ; en dehors, à la douzième côte ; entre ces deux faisceaux, il règne un large hiatus triangulaire, auquel nous donnerons le nom d'*hiatus costo-lombaire ;* à son niveau, le cul-de-sac inférieur de la plèvre n'est séparé du tissu cellulo-adipeux de la loge rénale que par la toile fibreuse d'enveloppe dont nous parlions plus haut. C'est là un fait gros de conséquences pathologiques et opératoires.

ment, aux veines du rein. Il est donc bien appareillé pour servir *de voie dérivative, et à la circulation rénale, et à la veine cave inférieure*, en cas d'oblitération.

Il suffit de jeter les yeux sur notre figure 19 pour se rendre compte des voies multiples qui s'ouvrent au reflux sanguin, *lors d'occlusion du tronc de la veine rénale;* en bas, les spermatiques, puis les veines de l'uretère; en haut, la veine surrénale et ses anastomoses avec les diaphragmatiques et l'arc veineux périrénal; en arrière, le gros canal réno-azygo-lombaire, que supplée, à droite, une anastomose volumineuse de la veine rénale avec la première veine lombaire; enfin les veines capsulo-rénales, antérieures et postérieures. Dans le rein lui-même, c'est toute la série des veines rénales accessoires proprement dites, de ces veines émergentes qui se détachent de toute la surface du parenchyme et se perdent dans le réseau capsulaire. Les valvules ne sauraient opposer au reflux dérivatif qu'une résistance tout éphémère : d'abord elles sont peu nombreuses et souvent incomplètes, dans ces veines périrénales, et une expérience fort simple permet de s'en rendre compte, la pression du doigt suffit à faire cheminer le sang sur de longues étendues et presque sans obstacle; ensuite, ces veines sont extrêmement dilatables, et, sous l'effort du courant collatéral, toute barrière valvulaire devient rapidement insuffisante. La compensation circulatoire semble donc largement assurée. Il serait intéressant d'étudier, d'une façon précise, le mode de développement de ces voies de suppléance, après la ligature de la veine rénale ; les expériences de Robinson, de Frerichs, de Meyer, de Cohn, avaient surtout pour but d'analyser les accidents provoqués par cette ligature, et la veine était liée en un seul temps, ce qui favorise peu l'établissement régulier de la circulation collatérale. — Du reste, il existe des faits cliniques qui ont toute la valeur d'une expérience, d'autant mieux qu'il s'agit d'oblitérations lentement constituées. Leudet (1), dans une observation déjà ancienne, a constaté le réta-

(1) E. LEUDET. Recherches sur l'oblitération complète de la veine rénale et le mode de rétablissement de la circulation collatérale (*Gaz. médic. de Paris*, 1862, p. 797).

blissement de la circulation par les veines de la capsule et de l'uretère dilatées. C'était dans un cas de cancer du rein, la veine rénale
gauche était oblitérée, au niveau de son abouchement dans la veine
cave inférieure ; « la capsule d'enveloppe était parcourue et traver-
sée par un large lacis veineux, dont quelques-unes des branches
dépassaient en grosseur le volume d'une plume d'oie ordinaire ; les
veines étaient surtout nombreuses à la partie inférieure du rein ;
elles traversaient le coussinet adipeux du rein et se continuaient
avec des veines volumineuses et énormément dilatées au dedans du
muscle carré des lombes, et plus bas, avec les veines profondes des
téguments de la paroi abdominale. Deux veines plus volumineuses
que la veine médiane céphalique du pli du coude suivaient le trajet de
l'uretère, en passant à la surface du bassinet, et se continuaient
jusqu'à la vessie, dont les veines étaient à peine dilatées. Dans l'intérieur du rein, les branches veineuses étaient également considé-
rablement dilatées et, jusque près de la surface, étaient d'un calibre
suffisant pour admettre l'extrémité mousse de ciseaux de trousse
ordinaire. » M. Albert Robin (1), à l'autopsie d'un malade mort à
la suite d'une oblitération de la veine cave inférieure, trouve « une
dilatation considérable de tout le système vasculaire veineux du
rein droit, tant dans l'intérieur de celui-ci que dans sa capsule ; la
capsule surrénale augmentée de volume, mais saine ; son système
veineux très dilaté et servant probablement au retour d'une portion
du sang du rein, par un petit tronc qui va se jeter dans la veine
diaphragmatique inférieure, en arrière du foie et près du ligament
coronaire. Le rein gauche présentait la même dilatation veineuse
que le rein droit : infiltration sanguine dans le bassinet et la capsule adipeuse ». Tout récemment, le professeur Lépine (de Lyon) (2)
publiait une observation d'un haut intérêt, où, à la suite d'un cancer du rein droit, la veine cave inférieure et les deux veines rénales
étant oblitérées, il était survenu une anasarque considérable, mais

---

(1) Alb. ROBIN. *Arch. de physiologie*, 1884.
(2) LÉPINE. Cancer du rein droit ; oblitération de la veine cave inférieure et
des veines rénales ; anasarque considérable ; pas d'albuminurie (*Revue de médecine*, 1888).

sans que jamais l'on n'ait constaté la moindre trace d'albumine
dans l'urine. Il n'existait donc, semble-t-il, aucun obstacle sérieux
au cours du sang dans le rein, et, de fait, à l'autopsie on découvrit
un gros canal veineux perméable, qui se détachait de la veine
rénale gauche et gagnait la partie antérieure de la colonne verté-
brale. Il avait suffi à la dérivation. D'ailleurs, la congestion
veineuse périrénale est fréquemment signalée aux autopsies,
lors d'obstacle circulatoire, dans l'asystolie, par exemple.

Ainsi se trouve rempli le desideratum que formulent tous les
auteurs ; à la suite de l'oblitération de la veine cave, des thromboses de la veine rénale, pourquoi observe-t-on si rarement les
accidents de la stase veineuse ? « Auraient-ils passé inaperçus,
écrit M. Labadie-Lagrave (1), ou bien le rétablissement d'une circulation collatérale par les anastomoses des veines rénales et azygos préviendrait-il la congestion en ramenant le sang veineux du
rein dans la veine cave par une voie détournée ? » D'après
M. Lancereaux (2), « lors de thrombose rénale bilatérale, l'anurie
et l'albuminurie sont les principaux phénomènes ; cependant, même
dans ce cas, la compensation peut se faire par les veines collatérales. » Quelles sont ces voies collatérales, leur nombre, leur
volume, leurs aboutissants, nous venons de le voir ; une telle
richesse de *canaux de sûreté* suffit à expliquer l'absence fréquente
des accidents de stase.

Lorsque la veine cave inférieure est oblitérée, le système capsulaire joue encore le même rôle, et ce rôle est d'autant plus
important que les connexions du confluent veineux périrénal sont
plus lointaines. Les spermatiques et les veines de l'uretère ne
s'étendent-elles pas jusqu'à l'hypogastrique et à l'iliaque externe ?
Si l'occlusion du tronc cave ne porte que sur ses deux tiers inférieurs, le sang qui reflue par ces deux voies trouve encore un écou-
lement libre dans la veine rénale ; mais la thrombose est-elle totale
ou intéresse-t-elle le tiers supérieur de la veine cave, c'est par le
chemin détourné de la capsule adipeuse, par son réseau dilaté, par

(1) *Dict. de méd. et de chir. pratiques,* art. REIN.
(2) *Dict. encyclop. des sc. médic.,* art. REIN.

ses anastomoses avec l'azygos, les lombaires, les diaphragmatiques, que s'établit le courant dérivatif.

Enfin, n'avons-nous pas vu que les veines des nerfs abdomino-
génitaux, celles qui rampent à leur surface, et qui plongent dans
leur épaisseur, communiquent largement avec le réseau de la capsule. Lors de congestion périrénale, ces veines nerveuses se dilatent aussi : il y a *congestion nerveuse et névralgie*. On relève
dans la plupart des observations de thrombose cave ou rénale
une douleur lombaire qui souvent s'irradie dans le membre inférieur et le testicule. « Souvent elle s'atténue avec l'établissement
de l'œdème ; souvent elle présente des exacerbations lorsqu'une
gêne quelconque existe à la circulation collatérale ; souvent même
elle constitue un signe précurseur de ces crises circulatoires (1). »
Ce caractère congestif et ces intermittences de la douleur s'accor-
dent bien avec la pathogénie indiquée. C'est au cours des affections
du rein que la névragie iléo-abdominale est surtout d'observation
courante ; or, de ces faits, il est toute une série où la compression
mécanique, directe, ne saurait être invoquée : le rein est de volume
normal, ou, s'il est passagèrement hypertrophié, il a grossi trop
peu pour exercer à travers le feuillet d'enveloppe du carré lombaire
une compression suffisante sur les nerfs abdomino-génitaux. N'est-
il pas plus logique d'attribuer cette douleur à *la congestion rénale
et périrénale, et à la congestion nerveuse qui en dérive ?* Ce qui
semble confirmer encore cette hypothèse, c'est le fait de ces névralgies, de pathogénie obscure, qui cèdent brusquement (et l'un de
nous en a vu plusieurs exemples) à l'incision lombaire, même sans
débridement de la capsule propre du rein.

(1) VIMONT. Contrib. à l'étude des oblitérations de la veine cave inférieure
(*Thèse de doctorat*, 1890).

VII

Étude anatomique sur les vaisseaux sanguins des nerfs (1).

Jusqu'ici, l'histoire précise des vasa nervorum n'avait pas été faite. A part quelques artérioles, telles que l'artère du nerf médian, de plus gros calibre et de dissection plus aisée, on ne savait rien de l'irrigation sanguine du système nerveux périphérique, et jamais on n'avait cherché à quelles lois elle étaitsoumise. « Les nerfs sont peu riches en vaisseaux, écrivait, en 1866, dans sa thèse d'agrégation, M. Tillaux (2), résumant les connaissances de l'époque ; aussi résistent-ils fortement à l'inflammation. » Et encore : « Les nerfs reçoivent leurs vaisseaux des branches artérielles voisines, et si les troncs sont volumineux, une artère spéciale leur est destinée, ainsi que le médian, le sciatique, l'optique nous en offrent des exemples. Les artères s'épuisent dans le névrilemme et les cloisons intérieures qui en partent, elles forment des capillaires d'où naissent les veines. Celles-ci peuvent devenir variqueuses dans l'épaisseur des gros troncs nerveux, ainsi que Bichat l'a vu le premier sur le nerf sciatique, et que M. Verneuil (3) l'a signalé depuis Bichat. »

Plus récemment, M. Ranvier avait bien décrit, dans le sciatique du cobaye, le mode de ramescence et de terminaison des artérioles et des veinules.

Enfin la pathologie avait fourni son appoint, et toute une série

(1) QUÉNU et LEJARS. *Archives de neurologie*, janvier 1892.
(2) *Des affections chirurgicales des nerfs*. Th. d'agrég., 1866.
(3) Probablement dans ses cours, car nous n'avons rien trouvé dans les écrits de M. Verneuil.

de faits avaient laissé entrevoir quel rôle peut être dévolu aux vasa nervorum. En 1885, M. Otto Zuckerkandl (1), à propos de deux observations, analysait les conditions et les voies de la circulation collatérale, et faisait ressortir la part que doivent y prendre les vaisseaux des nerfs. Déjà, Hyrtl émettait l'opinion que la circulation collatérale ne se fait que peu par les artères musculaires, mais qu'elle prend surtout la voie des vasa nervorum. « Chaque nerf possède une artère propre, qui reçoit, de place en place, une série d'anastomoses des vaisseaux voisins : de là des voies collatérales toutes prêtes. » De son côté, Porta avait trouvé les vaisseaux des nerfs largement dilatés par le sang, dévié de sa route normale, et deux faits de Holl, un autre de Gruber, confirmèrent encore cette importance des vasa nervorum, lors d'oblitération d'une grosse artère. Aussi de ces observations et de son expérience propre, M. Zuckerkandl concluait-il que la circulation collatérale est assurée par une triple voie : par les artères musculaires, par les artères cutanées, par les vasa nervorum.

D'autre part, l'un de nous avait découvert et décrit les varices des nerfs et démontré quelle part leur revient dans la pathogénie des douleurs et des troubles trophiques qui compliquent si souvent les varices du membre inférieur ; sur une série de coupes du sciatique, il avait fait voir la dilatation progressive et l'ectasie variqueuse des veinules interfasciculaires.

Il devenait donc d'un grand intérêt de soumettre à une étude complète les vaisseaux des nerfs chez l'homme. La méthode de la double injection successive nous permettait d'obtenir, dans son intégralité, le système des vasa nervorum. Le sciatique, ainsi injecté, nous donna un premier aperçu de la richesse de cette circulation, et l'étude du pneumogastrique et du grand sympathique au cou nous en révéla la régularité. Ce sont ces traits essentiels et ces caractères généraux que nous avons cherché à mettre en lumière, en appuyant d'exemples et de figures tout ce que nous décrivions.

(1) *Medecin. Jahrb. Wien.*, 1885, p. 272.

ARTÈRES DES NERFS

La circulation artérielle des nerfs est à la fois très riche et très régulière ; l'origine des vasa nervorum, leur mode d'incidence et de pénétration, leur division dans l'épaisseur du tronc nerveux, obéissent à certaines lois que l'on retrouve partout.

I. — Découvrez un nerf sous-cutané ou un nerf profond : vous ne pourrez le suivre sur un segment de quelque longueur, qu'il ne soit côtoyé par une artériole ; plus loin celle-ci se bifurque pour s'unir en anse à une branchiole voisine, d'où une série d'arcades accolées au nerf et qui correspondent à la série des artérioles afférentes.

Cette disposition est frappante sur le plexus cervical superficiel, qui peut servir d'exemple. A côté des branches nerveuses on voit émerger de la région sous-musculaire et contourner le bord postérieur du sterno-mastoïdien un nombre égal de longs ramuscules artériels, qui adoptent et suivent fidèlement leur trajet. Sur un cou d'enfant injecté, il est curieux de suivre les minces filets rouges, qui soulignent chaque ramuscule nerveux. Aux membres, la répartition est la même : un nerf sous-cutané ne marche jamais sans une artériole satellite, et l'on peut tout aussi bien décrire l'artère du musculo-cutané ou du saphène interne que celle du médian ou du sciatique. Il y a plus : c'est autour des nerfs que se groupent les divisions principales du système artériel sous-cutané ; ils en constituent les grandes voies directrices en quelque sorte, ce qui revient à dire qu'ils représentent les grandes voies anastomotiques.

II. — Ce qui vient d'être dit des nerfs sous-cutanés s'applique de tout point aux *nerfs profonds*, mais il faut préciser les sources de cette irrigation multiple. Or, à ce point de vue, on peut poser une double loi : 1° chaque tronc nerveux tire ses artères d'une origine constante ; 2° elles ne lui viennent jamais d'un seul tronc artériel, mais toujours de sources multiples.

Quelques exemples mettront en lumière cette double particularité.

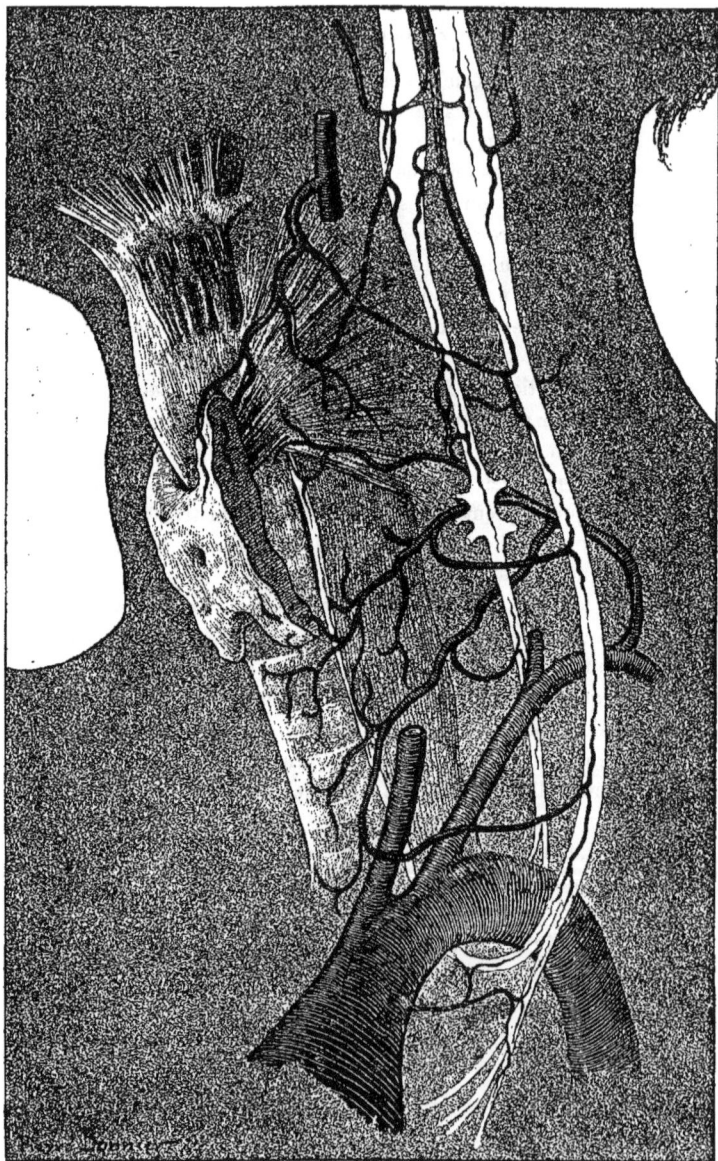

FIG. 21. — *Artères des nerfs grand sympathique et pneumogastrique.*

Le pneumogastrique et le grand sympathique, au cou, et le récurrent nous fournissent d'abord un très bel exemple. Nous avons déjà étudié leur circulation artérielle et veineuse, dans une note que M. le professeur Verneuil nous fit l'honneur de présenter à l'Académie des sciences l'an dernier. La figure 21 en dira plus, à elle seule, qu'une longue description.

L'artère thyroïdienne inférieure se détache de la sous-clavière et croise les deux nerfs sur leur face postérieure pour gagner le corps thyroïde. C'est à peu de distance de sa terminaison, que de ses branches irradiées émanent une série de ramuscules récurrents destinés au pneumogastrique et au sympathique : chacune de ces artérioles afférentes décrit donc une anse à convexité interne, et le sang que charrie la sous-clavière n'aborde les troncs nerveux qu'après un double détour. Poursuivant leur trajet, les dernières divisions de la thyroïdienne inférieure vont se jeter dans le nerf récurrent, qui reste lui aussi dans le même territoire vasculaire.

Plus haut, la thyroïdienne supérieure donne, à son tour, plusieurs branches au segment supérieur des deux nerfs, au ganglion cervical du sympathique et au plexus gangliforme : branches obliques en dehors, souvent incurvées en anse, et, pour quelques-unes, ascendantes. A leur extrémité supérieure, les deux ganglions reçoivent des filets des pharyngiennes, et entre eux glisse toujours une longue artériole qui procède de l'une d'elles ; l'anastomose de ces rameaux forme à la surface des deux renflements un réseau à mailles serrées immédiatement appliqué au tissu nerveux et que recouvre, en dehors, le plexus veineux périganglionnaire dont nous parlerons plus loin.

L'irrigation artérielle du récurrent, du pneumogastrique et du sympathique, dans leur portion cervicale, est donc commune : elle est fournie par le système des thyroïdiennes, et nous verrons quelles déductions pathologiques il est possible d'en tirer.

Prenons un autre exemple, le sciatique (fig. 22). L'ordonnance vasculaire est ici d'observation aisée : une dissection fort simple suffit à en rendre compte. Les longues arcades artérielles qui règnent sur tout le trajet du tronc nerveux et se continuent sur ses

deux branches de bifurcation, naissent d'une série d'affluents, tous
obliques en bas et en arrière, qui émanent de l'ischiatique et des
perforantes. De la troisième perforante part un gros rameau, qui

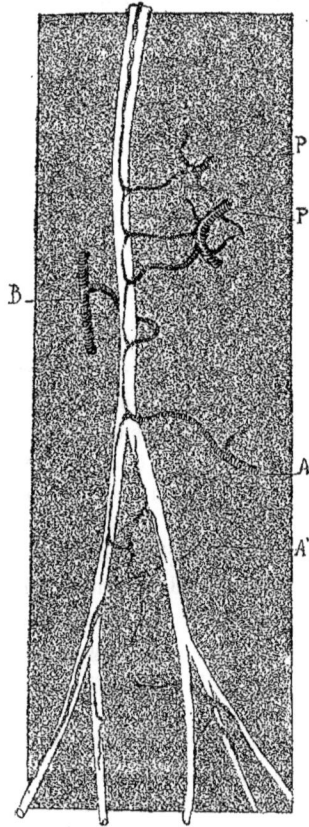

Fig. 22. — *Nerf sciatique.*

croise en avant le sciatique poplité externe, et descend entre les
deux sciatiques poplités, en se distribuant à l'un et à l'autre; ses
terminaisons s'anastomosent avec les vasa nervorum artériels du

tibial postérieur et du tibial antérieur, et ainsi se trouve constituée,

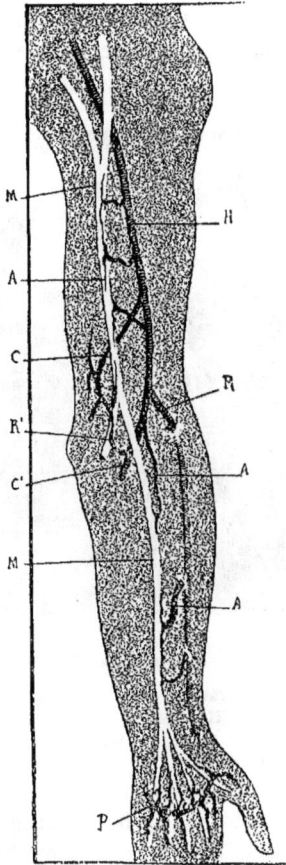

FIG. 23. — *Artères du nerf médian.*

M, médian. — H, artère humérale. — R, artère radiale. — C, artère collatérale
interne. — C', artère cubitale. — R', récurrente cubitale antérieure. —
P, arcade palmaire superficielle. — A, A, rameaux artériels destinés aux nerfs.

le long du sciatique et de ses branches, une chaîne ininterrompue

de la fesse à la jambe ; nul doute qu'elle ne soit utilisée par la
circulation collatérale, dans les cas d'oblitération de la fémorale.

L'examen des autres nerfs témoigne du même fait, de la constance et de la multiplicité des affluents artériels. La figure 23
représente le médian sur tout son trajet, jusqu'à ses terminaisons

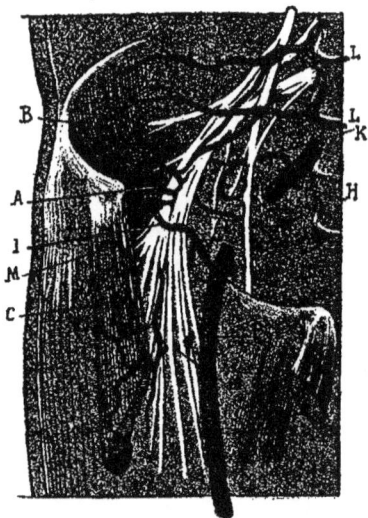

Fig. 24.— *Artères du nerf crural.*

M, nerf crural. — O, nerf obturateur. — F, artère fémorale. — C, couturier.
— L, L, artères lombaires. — H, artère hypogastrique. — K, artère iléo-lom-
baire. — I, artère circonflexe iliaque. — M, petite musculaire supérieure. —
M', grande musculaire supérieure.

palmaires : au bras, l'humérale qu'il accompagne en satellite lui
abandonne une série de branches ; plus bas, c'est la collatérale
interne et la récurrente cubitale antérieure qui lui donnent d'autres
filets ; plus bas encore, à l'avant-bras, la longue artériole, qui est
devenue classique sous le nom d'artère du nerf médian, se
détache, d'ordinaire, de l'interosseuse antérieure et aborde le nerf
dans le tiers supérieur de son segment antibrachial ; d'autres

ramuscules lui viennent de l'artère radiale ; à la paume de la main, c'est l'arcade palmaire superficielle qui fournit un ramuscule ascendant à chacune de ses divisions terminales. En somme, il y a là autant de chaînons, qui créent, sur toute la longueur du nerf, une réelle continuité vasculaire.

Les plexus offrent une disposition du même genre : sur le plexus lombaire, par exemple (fig. 24), des rameaux des artères lombaires, de l'iléo-lombaire, de l'iliaque externe, dessinent une série d'anses entre les cordons nerveux, s'insinuent dans leurs interstices et jusque dans leur épaisseur, et constituent ainsi de multiples voies collatérales.

Ces faits anatomiques ont une double importance : ils assurent l'irrigation artérielle des troncs nerveux par la multiplicité des sources et des voies d'apport; ils préparent les suppléances vasculaires et la circulation collatérale. On avait entrevu déjà, nous l'avons dit plus haut, ce rôle des vasa nervorum, mais il mérite mieux que le silence qui règne encore sur lui ; et dans les cas d'oblitération des grosses artères, après une ligature par exemple, il serait fort intéressant de rechercher les traces de cette circulation collatérale par voie nerveuse ou les signes cliniques qui pourraient la révéler. Mais, dans ce champ d'expériences, il y a encore tout à faire (1).

III. — Arrivons au mode d'incidence des vasa nervorum, à leur division intratronculaire; ici, les analogies deviendront très étroites avec la circulation artérielle des centres nerveux.

On sait que les artères cérébrales se coudent et s'infléchissent à plusieurs reprises, qu'elles rampent à la surface de l'organe, et que jamais une incidence perpendiculaire ne permet au flot sanguin de faire subir un choc direct à la masse encéphalique. Pour les nerfs, il en est de même : les précautions sont aussi bien prises. Lorsqu'un tronc nerveux reçoit ses artérioles d'une grosse artère dont il est satellite, les vaisseaux ne l'abordent jamais normalement à sa surface, ils pénètrent toujours dans son épaisseur

_____

(1) Peut-être est-ce là la cause des douleurs qu'on observe à la suite des oblitérations voulues ou accidentelles des grosses artères.

sous une incidence plus ou moins oblique, après avoir dessiné des anses ou fourni un trajet récurrent. Les exemples ne manquent pas. Voyez le médian au bras (fig. 23), les branchioles qui lui viennent de l'humérale sont toutes ascendantes, et le courant sanguin doit se briser et remonter avant de se jeter dans le réseau artériel intra-nerveux ; à l'avant-bras, les artérioles deviennent descendantes et parallèles au tronc principal qui les donne, mais elles fournissent un long trajet, à la surface du nerf, avant de s'y engager, et, près de leur terminaison, elles se recourbent, elles aussi, avant de plonger dans le cordon nerveux.

Au cou, la direction des vasa nervorum artériels est encore plus frappante. N'avons-nous pas vu, sur la figure 1, que tous ils sont récurrents, qu'après s'être détachés des thyroïdiennes, ils doivent décrire un assez long trajet et se recourber en dehors pour gagner les troncs du pneumogastrique et du sympathique.

Trajet récurrent ou incidence oblique : voilà un premier caractère ; ce n'est pas tout. Une artériole ne plonge jamais d'emblée dans un tronc nerveux ; elle se divise et se bifurque, avant d'y pénétrer. La circulation des nerfs est essentiellement une circulation par grandes arcades anastomotiques. Au contact ou près du tronc nerveux, chaque rameau qui l'aborde se sépare en deux ramuscules largement divergents, qui, plus haut et plus bas, se relient aux arcades et aux ramuscules voisins : de là, une suite de chaînons, qui se continuent le long du nerf, en s'accolant à sa gaine externe.

De cette dichotomie en arcades, on retrouve plusieurs types : tantôt l'artériole se bifurque, à quelque distance du nerf, et les deux branches, s'écartant à angle aigu, le rejoignent un peu plus loin et s'appliquent à sa gaine ; ailleurs, c'est au contact même du nerf, sur lui, que la séparation a lieu et que les deux divisions s'écartent à angle presque droit ; ou bien encore, le vaisseau afférent ne se dichotomise pas, il s'irradie en éventail, et, si les deux rameaux principaux suivent en long la face externe du nerf, d'autres branchioles le croisent obliquement, pour devenir le point de départ d'une autre série d'arcades.

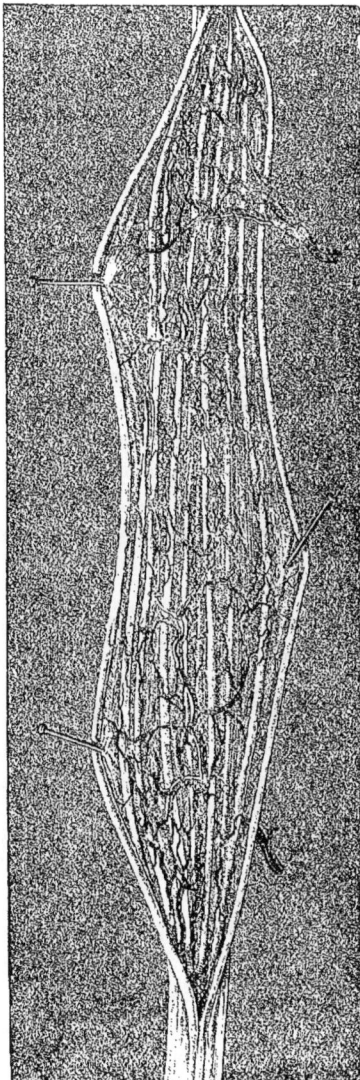

FIG. 25. — *Distribution artérielle interfasciculaire.*

Ainsi divisés, les vasa nervorum rampent à la surface du tronc nerveux, presque toujours parallèles à son grand axe, reliés pourtant par quelques rares anastomoses; ils se prolongent plus ou moins loin, suivant leur volume, et ce n'est qu'après s'être bifurqués encore, après avoir beaucoup perdu de leur calibre primitif, qu'ils traversent enfin la gaine fibreuse du nerf et se perdent dans son épaisseur. N'y a-t-il pas là une analogie étroite avec ce que l'on trouve à la surface de l'encéphale, et ce mode de division des vasa nervorum dans la gaine névrilemmatique externe ne rappelle-t-il pas les irradiations artérielles dans la pie-mère?

Il n'est pas rare, en examinant la surface d'un nerf, de voir une artériole d'assez gros calibre, après un court trajet, disparaître brusquement entre les faisceaux du nerf et s'y perdre, semble-t-il. La suit-on dans son trajet de pénétration, on constate sans peine qu'elle ne s'irradie pas, en conservant ce gros calibre, dans l'épaisseur du nerf : par le plus court chemin, elle gagne le centre, l'axe celluleux du nerf, et c'est là seulement qu'elle se dichotomise et qu'elle s'épuise en longues arcanes, avant de s'insinuer entre les fascicules nerveux, de dedans en dehors, et de s'y terminer (fig. 25).

C'est, du reste, dans cet axe cellulo-graisseux du nerf, dans les grands espaces du névrilemme interne, que l'on trouve le réseau de division des vasa nervorum. Il suffit d'inciser en long la gaine fibreuse d'un nerf et d'en dissocier les faisceaux, pour se rendre compte du fait : les artérioles afférentes pénètrent jusqu'à cette colonne celluleuse centrale, et là elles se divisent en grandes mailles, d'où émanent les divisions plus fines destinées aux fascicules eux-mêmes. Le nerf, imprégné de tissu cellulo-adipeux, est ainsi parsemé d'un riche réseau vasculaire et comme baigné dans le sang ; aussi, quand la dérivation collatérale se porte sur un nerf, la congestion doit-elle s'y faire vivement sentir et l'affecter tout entier. Il résulte de ces irradiations successives, et nous insistons sur ce fait, que les derniers ramuscules artériels n'abordent les troncules nerveux qu'à un état de finesse très grande, ce qui constitue une analogie de plus avec la circulation des centres nerveux.

Voici, en somme, résumésen quelques formules, les caractères principaux de la circulation artérielle des nerfs :

1° Les nerfs superficiels sont tous accompagnés, sur toute leur longueur, d'une artériole, qui leur reste accolée, etqui se prolonge grâce à une série d'arcades. Ils forment ainsi les principales voies directrices du système artériel sous-cutané ;

2° Chaque tronc nerveux reçoit ses artères d'origines constantes, et il en résulte souvent des connexions physiologiques ou morbides de grande importance (pneumogastrique et sympathique au cou) ;

3° Un tronc nerveux ne reçoit jamais toutes ses artères d'un seul tronc artériel : la multiplicité des voies d'apport prépare la multiplicité des suppléances ;

4° Toutes les conditions, qui, dans les centres nerveux, empêchent l'afflux direct et brusque du sang artériel, se retrouvent pour les nerfs.

a. — Quand un tronc nerveux reçoit ses artères du tronc artériel satellite, ces vaisseaux ne l'abordent jamais perpendiculairement, mais toujours suivant une incidence oblique, ou après avoir décrit un trajet récurrent ;

b. — Une artère ne plonge jamais d'emblée dans l'épaisseur d'un cordon nerveux ; elle se divise avant d'y pénétrer, suivant l'un des modes que nous avons décrits ;

c. — Les branchioles, nées de cette bifurcation des artères afférentes, rampent à la surface du nerf, se prolongent plus ou moins loin suivant leur volume et ne plongent définitivement dans l'épaisseur du tronc nerveux, qu'après une nouvelle division et une nouvelle réduction de volume. Parfois, une artériole arrive relativement volumineuse, se perd brusquement dans le nerf après l'avoir suivi sur une certaine longueur; mais il suffit de la suivre, pour constater qu'elle ne fait, en réalité, que traverser l'organe jusqu'à son centre, par le plus court chemin, et qu'une fois arrivée dans l'axe cellulo-gaisseux du nerf, elle s'y ramifie, avant de s'immiscer et de finir entre les fascicules:

d. — Dans l'épaisseur du nerf, les branchioles les plus grosses se trouvent, en effet, dans les grands espaces névrilemmatiques et les artérioles ne s'enroulent autour des fascicules qu'à un état de ténuité très grande.

VEINES DES NERFS

Ce que nous venons de dire des dispositions et de l'ordonnance des vasa nervorum artériels s'applique de tout point aux vasa nervorum veineux : eux aussi se divisent en arcades, se prolongent en rampant à la surface du nerf, s'irradient en plexus dans son axe névrilemmatique; d'ordinaire, on ne rencontre qu'une veinule par artériole. Mais leur étude anatomique exige de plus longs développements, et ici, une fois de plus, l'on reconnaîtra combien il est insuffisant d'écrire, comme on le fait partout, que les veines suivent le trajet des artères.

Nous étudierons successivement : 1° les veines des nerfs superficiels; 2° les veines des nerfs profonds : plexus, troncs nerveux satellites des gros vaisseaux, nerfs musculaires.

I. — Les nerfs superficiels sont presque tous accolés à une grosse veine du système sous-cutané, dont ils portent le nom et dont ils restent satellites sur tout leur parcours : tels la veine et le nerf saphènes internes, la veine et le nerf saphènes externes, le brachial cutané interne et la veine médiane basilique, etc. Les autres, le musculo-cutané, à la jambe, etc., suivent des branches veineuses de second ordre.

Les veines de ces nerfs superficiels devraient se jeter, semble-t-il, dans les grosses veines qu'ils accompagnent : il n'en est rien. *Les veines des nerfs superficiels se jettent constamment dans les veines profondes.* Ce fait inattendu, il est aisé de le vérifier dans toutes les régions, au cou, aux membres, etc. Nous prendrons pour types le saphène interne et le musculo-cutané à la jambe.

Le nerf saphène interne, dans sa portion jambière (fig. 26), devient sous-cutané à la hauteur du condyle interne du tibia, et presque aussitôt il s'unit à la veine saphène interne, qu'il suivra jusqu'au pied; en dépit de ces étroites connexions, le gros tronc veineux ne lui fournit aucune branche. Richement vascularisé, le saphène reçoit ses vaisseaux, en haut de la terminaison de la grande anastomo-

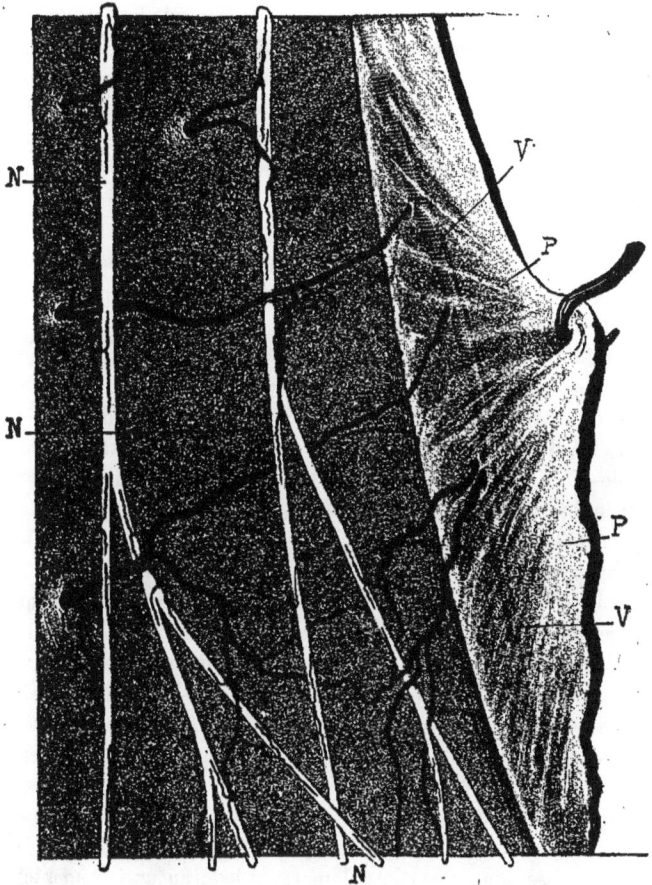

Fig. 26. — *Nerf musculo-cutané au pied.*

V, grosse veine sous-cutanée. — V' veines du nerf se rendant aux veines profondes. — N, branche du musculo-cutané. — B, fines anastomoses de la veine du nerf avec la grosse veine sous-cutanée.

tique, plus loin, de rameaux émanés des vaisseaux tibiaux postérieurs, et qui contournent le bord interne du tibia. L'artère grande anastomotique se prolonge derrière les tendons de la patte d'oie, en un long ramuscule qui suit le côté interne du nerf, et que deux veinules accompagnent; ces veinules sont reliées à la saphène interne, très voisine, par quelques rares et fines anastomoses; d'autre part, elles donnent au nerf jusqu'à quatre et cinq rameaux très peu distants, et qui s'insinuent en arcades dans son épaisseur. Plus bas il est aisé de retrouver la série des rameaux qui se détachent des vaisseaux tibiaux postérieurs, émergent de l'aponévrose le long du bord postérieur du tibia, glissent au-dessous du tronc de la saphène, en lui abandonnant une mince anastomose, et se bifurquent, pour plonger dans le nerf.

Sur l'autre face de la jambe, et au pied, le nerf musculo-cutané reproduit aussi fort nettement ce mode de circulation veineuse, et nulle description n'en saurait donner de meilleure idée que la figure 26, dessinée d'après nature. Le nerf est représenté près du cou-de-pied, peu après sa division en deux branches; disséquée et relevée, la peau laisse voir à sa face profonde une grosse veine superficielle, branche de la saphène externe (VV). Les veinules qui émanent des deux nerfs, très nombreuses et très riches, se rendent toutes dans une série de veines perforantes (AAA), qui traversent l'aponévrose jambière et aboutissent aux veines tibiales antérieures. Or, chacune de ces veines perforantes se relie par une anastomose (BBB) à la grosse veine sous-cutanée, branche de la saphène : telles sont les seules connexions du système veineux sous-cutané proprement dit avec le réseau veineux des nerfs, aucun rameau direct ne s'étend des troncs veineux, superficiels aux nerfs qui cheminent près d'eux. On retrouve encore cette disposition, très nette et très typique, sur la figure 27 qui montre une des branches du musculo-cutané au pied; aucune branchiole directe ne relie le nerf à la grosse veine sous-cutanée (V) qui le recouvre, les vasa nervorum veineux aboutissent à un troncule qui perfore l'aponévrose et gagne la profondeur (V'); c'est de lui que se détachent deux fines anastomoses (BB) destinées au tronc veineux superficiel voisin.

Il faudrait nous répéter, si nous voulions mettre en lumière les mêmes particularités dans toutes régions ; mais il sera facile d'en vérifier l'exactitude. Au membre supérieur, le long du brachial cutané interne, le long du musculo-cutané, on voit émerger de l'aponévrose une série de veinules, ou plutôt de petits groupes artério-veineux, qui s'épanouissent, à leur sortie, en un bouquet de ramuscules ; de ceux-ci les plus gros plongent dans l'épaisseur

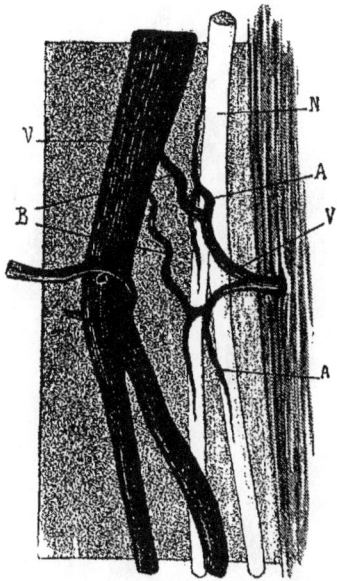

FIG. 27. — *Nerf musculo-cutané à la jambe.*

des nerfs voisins, ou, pour mieux dire, se bifurquent à leur contact, et les suivent sur une longueur variable, avant d'y pénétrer ; les autres se perdent dans le réseau veineux sous-cutané et dans le derme ; quelques-uns, toujours grêles, poursuivent leur trajet jusqu'aux troncs veineux superficiels, et figurent autant d'anastomoses.

Ce mode de terminaison profonde des veines des nerfs superfi-

ciels constitue un fait tellement général, que, même aux doigts, les
fines veinules qui émanent des nerfs collatéraux ne sont pas tributaires du riche plexus veineux sous-cutané ; elles se jettent dans

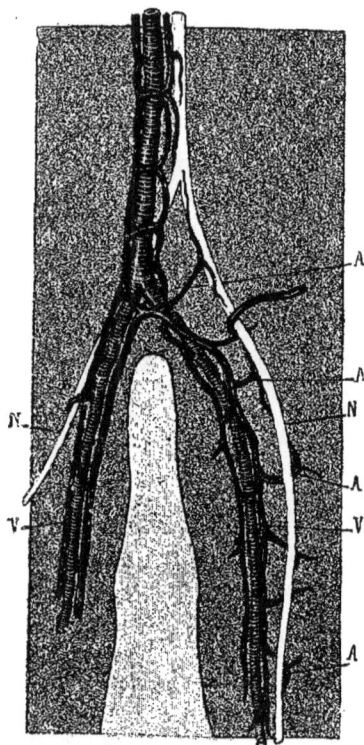

Fig. 28. — *Nerfs collatéraux des doigts.*
N, N, nerfs collatéraux. — V, V, vaisseaux collatéraux. — A, A, A, veines des
nerfs collatéraux se jetant dans les veines collatérales.

les veines collatérales, veines d'ordinaire très petites et qu'on a
souvent niées, mais qu'on retrouve constamment, après injection,
à côté des artères collatérales (fig. 28).

Au cou, la veine jugulaire externe, qui longe ou croise en écharpe la plupart des branches du plexus cervical superficiel, ne reçoit pas non plus les veines qui en émanent. Très fines, mais très nombreuses, ces veinules, qu'une injection fine remplit seule, et qui se voient bien aussi, simplement injectées par le sang, sur les cadavres frais d'enfants, convergent vers le bord postérieur du sterno-mastoïdien, et là, elles rejoignent, à travers l'aponévrose, les veines profondes tributaires des cervicales ascendantes.

La loi ne souffre donc pas d'exception : *les veines des nerfs superficiels se jettent dans les veines profondes sous-aponévrotiques*, et, nous pouvons ajouter dès maintenant, dans les veines qui sont immédiatement soumises à l'action musculaire : il ne sera pas difficile de faire ressortir l'importance physiologique d'un pareil fait. Sur les nerfs profonds, nous allons trouver des dispositions protectrices du même genre (1).

II. — Prenons pour type, ici encore, le pneumogastrique et le grand sympathique, au cou (fig. 29).

Tous les deux ils sont accolés à la jugulaire interne : or des veinules qui rampent à leur surface ou qui s'anastomosent en arcades dans leur épaisseur, aucune n'aboutit à la jugulaire interne.

Il faut remarquer d'abord l'extrême abondance de ces vasa nervorum veineux : avec une masse bien pénétrante, il est assez facile de les injecter, car ils sont très peu valvulaires, comme toutes les veines du cou, et se laissent remplir par une injection rétrograde, poussée dans la jugulaire. — Sur une pièce bien réussie, on trouve le ganglion cervical supérieur et le plexus gangliforme du pneumogastrique couverts d'un réseau très serré, à mailles allongées, dont nous dirons dans un instant les terminaisons ; plus bas, le long des deux cordons nerveux, ce sont de longues arcades, souvent doubles, qui se succèdent à courte distance : presque toutes ces branches sont communes aux deux nerfs, elles se divisent à la surface du premier d'entre eux, puis se prolon-

(1) On peut supposer que primitivement, chez l'embryon, la distribution vasculaire des nerfs était tout autre, et que la facilité plus grande du courant sanguin vers les veines musculaires a déterminé l'atrophie des autres vaisseaux, de même que le développement de la deuxième circulation embryonnaire amène la disparition de la première.

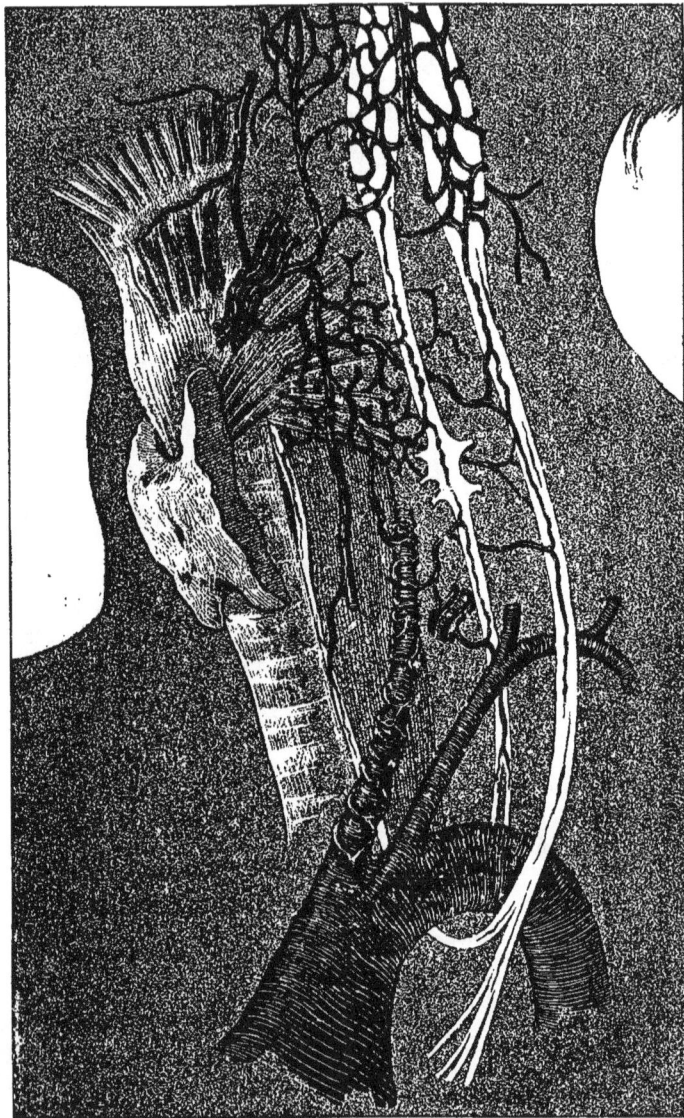

FIG. 29. — *Veines des nerfs grand sympathique et pneumogastrique.*

gent jusqu'au second, pour s'y ramifier encore. — Où se terminent-elles ?

Celles de la moitié inférieure des deux nerfs gagnent les veines thyroïdiennes inférieures, au niveau de leur portion coudée, mais un certain nombre se terminent aussi dans le réseau des vasa vasorum de la carotide primitive. Ce réseau péricarotidien est d'une richesse inouïe ; bien rempli, il dessine autour de l'artère un lacis de mailles des plus élégants ; d'ordinaire, un ramuscule longitudinal chemine de chaque côté de l'artère, et reçoit toute la série de ces branchioles transversales ; de loin en loin, il s'abouche par un petit troncule, dans la jugulaire interne. Nous retrouverons, sur toutes les grosses artères, ce rete mirabile des vasa vasorum, dont l'étude précise semble avoir été négligée. C'est à ce réseau que se rendent, pour une part, les veines des nerfs satellites des grosses artères, de là d'étroites connexions sur lesquelles il nous faudra insister.

Au cou, le rete mirabile péricarotidien est donc l'aboutissant d'une assez grande partie des vasa nervorum veineux du pneumo-gastrique et du sympathique ; plus haut, les veinules nerveuses se rendent aux veines thyroïdiennes supérieures ; plus haut encore, au niveau des deux ganglions, la circulation en retour suit une triple voie ; en dedans, trois ou quatre ramuscules gagnent le plexus latéro-pharyngien, c'est-à-dire le groupe de veines, tributaire à la fois de la thyroïdienne supérieure et de la pharyngienne inférieure, qui rampent sur les côtés des constricteurs supérieur et moyen, et se continuent en arrière, avec le plexus rétro-pharyngé ; ce sont là des veines musculaires, à proprement parler, dont les branches originelles se détachent toutes de l'épaisseur même de la paroi musculaire du pharynx. Voilà un premier groupe. — En haut, un troncule veineux, qui s'intercale entre les deux ganglions, et reçoit, à droite et à gauche, une série de ramuscules émanés des plexus périganglionnaires, remonte aussi jusqu'à la pharyngienne inférieure ; en dehors, d'autres branchioles, et parmi elles, une veinule plus grosse, qui glisse obliquement sous le plexus gangliforme et s'anastomose plus loin avec la veine interganglionnaire signalée tout à l'heure, se portent au-devant des muscles profonds du cou, rampent à la surface, et, sur le bord externe du grand droit antérieur, rejoignent les plexus rachidiens antérieurs.

De par cette description, qui ne souffre que de légères variantes,

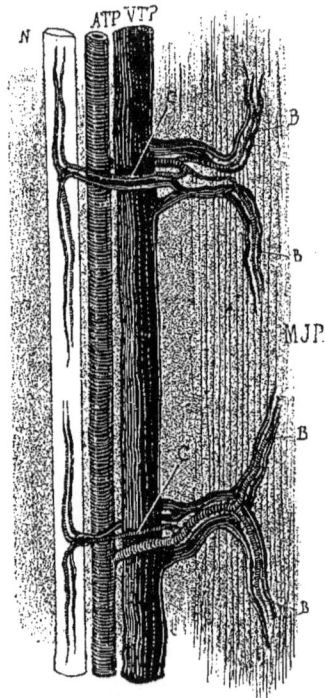

FIG. 30. — *Veines du nerf tibial postérieur.*

A, artère tibiale postérieure. — B, B, affluents musculaires. — C, C, veines nerveuses tributaires des affluents musculaires. — M, J, P, muscle jambier postérieur. — V, T, P, veine tibiale postérieure. — N, nerf tibial postérieur.

les veines des ganglions du pneumogastrique et du sympathique sont toutes tributaires de veines musculaires, veines du pharynx, ou veines des muscles prévertébraux.

Il en sera ainsi pour les autres nerfs profonds : très rarement leurs veines se rendent aux gros troncs, où la voie est large, mais souvent obstruée, jamais toutes celles d'un nerf satellite n'aboutissent au tronc veineux voisin : une grande part va toujours rejoindre un plexus de veines musculaires ou le reste des vasa vasorum des gros vaisseaux adjacents. Ceci demande une courte explication et quelques exemples.

Qu'on veuille bien jeter les yeux sur la figure 30, qui représente le nerf, l'artère, et l'une des veines tibiales postérieures, encore accolées à l'un des muscles entre lesquels elles glissent. Les troncules veineux, qui émergent du nerf, ne se jettent pas d'emblée dans la veine tibiale postérieure ; ils passent au-devant d'elle, au-devant de l'artère, et ils vont rejoindre les rameaux veineux d'origine musculaire. Et le fait se reproduit sur toute la longueur du tronc nerveux : c'est toujours par la voie d'un affluent musculaire que les veines d'origine nerveuse se rendent à la veine principale. Si, de loin en loin, quelques veinules échappent à la loi, et, directement, s'abouchent dans l'une des tibiales postérieures, c'est encore à la hauteur d'un affluent musculaire qu'elles l'abordent, et, par suite, elles bénéficient, comme nous le disons plus loin, de l'impulsion locale due à la conntraction du muscle.

En réalité, il existe une association intime des veines des muscles et des veines des nerfs, et, dans la profondeur des membres, les unes et les autres se réunissent en une série de petits troncs, qu'on pourrait qualifier de veines névro-musculaires, et dont la figure 31 représente le type général. Sans insister longuement, cet appareil veineux devient aisé à comprendre, et l'on saisit bien comment l'expulsion musculaire, en accélérant le cours du sang dans le troncule commun, active aussi la circulation veineuse dans le nerf lui-même. Voilà donc un premier débouché, le plus important, ouvert aux veines des nerfs ; il en est un second : les vasa vasorum de l'artère voisine.

La circulation des parois artérielles n'a été, semble-t-il, que peu étudiée ; il existe là, pourtant, un système tout spécial, d'une richesse toujours extrême, et qui n'est pas sans avoir son rôle

pathologique. Une bonne injection dessine, autour des grosses
artères, de l'humérale, de la fémorale, des carotides, un lacis à
mailles étroites, surtout transversales, qui enserre le tube vasculaire et se loge dans sa tunique adventice. La double injection
colorée permet de reconnaître, dans ce réseau, des artérioles et

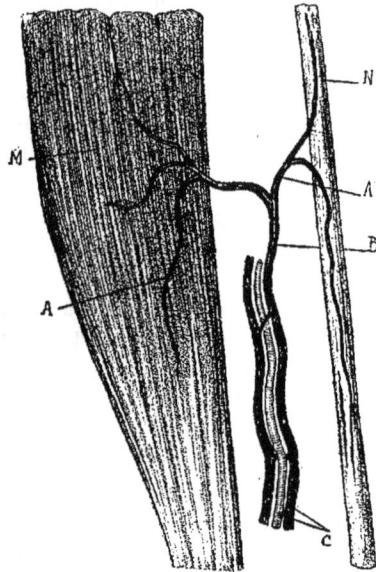

FIG. 31. — *Type semi-schématique d'une veine névro-musculaire.*

A, affluent musculaire. — A', affluent nerveux. — B, veine névro-musculaire
naissant de la convergence de ces deux affluents. — C, artère profonde et ses
deux veines, l'une reçoit la veine névro-musculaire. — M, muscle. — N, nerf.

des veinules, celles-ci surtout sont abondantes. Sur les côtés de
l'artère, on voit, de place en place, se détacher de petites branches, qui résument un territoire de vasa vasorum, et, transversalement, se jettent dans l'une ou l'autre des deux veines satellites.

Or, c'est à ce rete péri-artériel que se rend une assez grande
partie des veinules émanées du nerf voisin. La figure 32 montre

ainsi le médian, au bras, émettant une série de ramuscules qui se jettent dans le réseau péri-huméral : de là naît une dépendance étroite entre la circulation du nerf et celle de l'artère elle-même. — Mais ce réseau veineux péri-artériel reçoit lui-même, le plus souvent, l'afflux des rameaux musculaires voisins ; nous n'en pren-

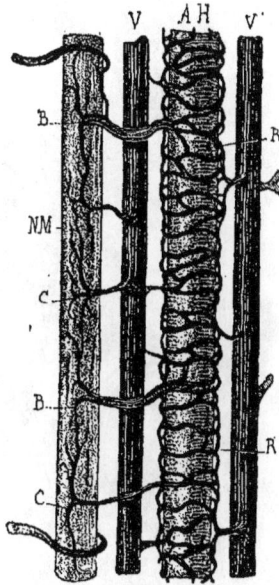

Fig. 32. — *Réseau de vasa vasorum de l'artère humérale (au bras) recevant les veines d'un tronc nerveux satellite (nerf médian).*

drons pour exemple que ce qui se passe dans le canal de Hunter (fig. 33). La fémorale, enlacée d'un riche réseau de vasa vasorum, est côtoyée encore, sur sa face antérieure, par cette longue branche, à peu près constante, qu'on décrit sous le nom de canal collatéral. C'est à ce canal collatéral que se rendent les troncules terminaux du rete des vasa vasorum, et lui-même n'est, en réalité, qu'une veine musculaire ; il naît, en bas, dans l'épaisseur même du vaste interne, dont il se détache au niveau de l'anneau, pour s'accoler à l'artère. A la même hauteur, le nerf saphène interne, satellite de l'artère, suit sa face externe, et les veinules qui en partent aboutissent au réseau des vasa vasorum, dont le canal collatéral

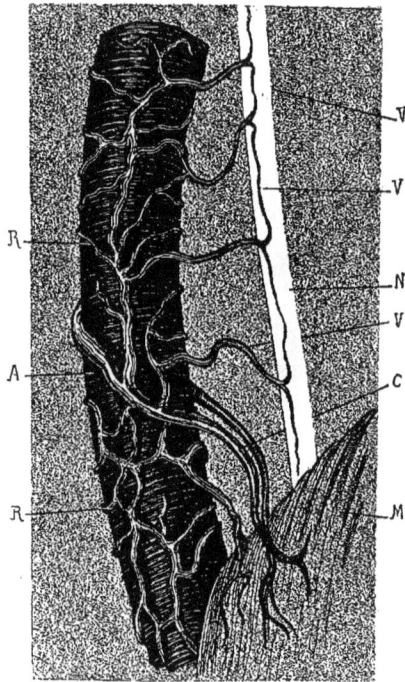

FIG. 33. — *Nerf saphène interne au niveau du canal de Hunter.*

N, nerf saphène interne. — M, muscle vaste interne. — A, artère fémorale. — R, réseau des vasa vasorum de l'artère. — V, V, veines du nerf se jetant dans le réseau des vasa vasorum. — C, origine du canal collatéral préfémoral, confluent des vasa vasorum, et qui naît dans l'épaisseur du vaste interne.

est le centre et le confluent. L'influence musculaire intervient donc, ici encore, pour actionner à la fois la circulation de la paroi artérielle et celle du nerf satellite.

Nous ne nous arrêterons pas sur les nerfs musculaires : les connexions de leurs vaisseaux avec ceux du muscle lui-même sem-
blaient toutes naturelles, leurs veinules se jettent dans les veines
du muscle ; ils en partagent toutes les conditions circulatoires.

Arrivons aux nerfs des plexus. Ici, la complexité est grande, à
première vue. Le plexus brachial constitue un bon sujet d'étude ;

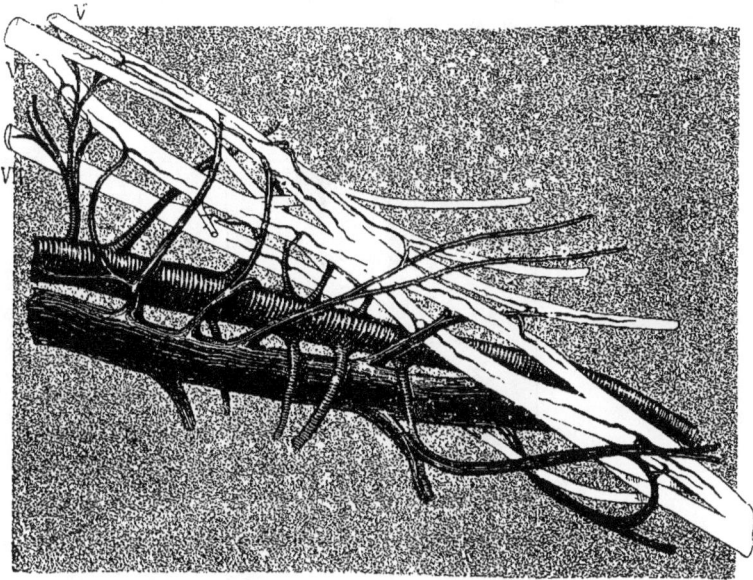

FIG. 34. — *Vaisseaux du plexus brachial.*

une dissection soignée, après une injection complète, permet de
constater ce qui suit (fig. 34).

Des nerfs du plexus, richement vascularisés, émanent une série
de troncules, dont la direction semble, de prime abord, sans
ordre : de ces troncules veineux, les uns, et ils occupent, en général, la face antérieure du plexus, descendent, plus ou moins obliquement, vers la grosse veine axillaire qui les reçoit; mais, chemin

faisant, chacun d'eux émet un ou deux rameaux, qui s'insinuent entre les cordons voisins, devant ou derrière l'artère, et, plus loin, s'unissent à d'autres ramuscules de même origine et de même type, pour former, tout le long du plexus, une longue voie colla- térale, souvent dédoublée ou multiple : c'est à ces voies collaté- rales que se rendent, pour la plus grande part, les veinules des cordons du plexus. Or, elles s'anastomosent, en bas, avec les veines circonflexes et, sur tout leur trajet, reçoivent toute la série

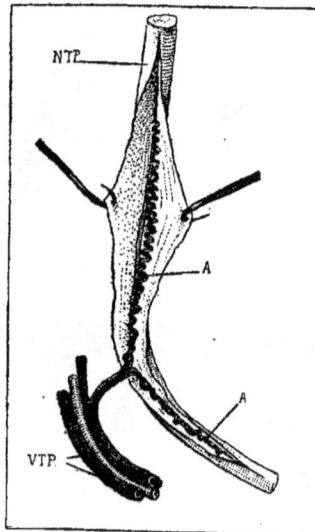

FIG. 35. — *Veines flexueuses du nerf tibial postérieur, derrière la malléole interne.*

des veines qui se détachent des muscles ambiants. On retrouve donc, là encore, associées les veines des nerfs et les veines mus- culaires.

Nous n'insisterons pas plus longuement, et nous ne cherchons qu'à marquer les grandes lignes de cette circulation veineuse des nerfs. — Quant au mode de division des affluents veineux dans l'épaisseur des nerfs, à leur mode d'émergence, à leurs arcades, nous renverrons à la description que nous avons donnée plus haut des vasa nervorum artériels ; nous ne pourrions que la répéter. Il suffit, d'ailleurs, d'ouvrir un grand sciatique bien injecté, pour trouver ces anses veineuses interfasciculaires qui le parcourent sur toute sa longueur. — Il n'existe ordinairement qu'une veinule par artériole, dans l'épaisseur du nerf. — Assez souvent, même en dehors de tout état variqueux, ces veinules sont flexueuses, et cela surtout au niveau des articulations, aux points où les cordons nerveux sont soumis à des alternatives fréquentes d'extension et de flexion : le nerf tibial postérieur, derrière la malléole interne, en fournit un très bon exemple (fig. 35).

Nous pouvons maintenant, comme nous l'avons fait pour les vasa nervorum artériels, résumer en quelques mots les caractères généraux des vasa nervorum veineux :

1° Les veines des nerfs superficiels se jettent toutes dans les veines profondes ; quand elles communiquent avec les veines superficielles, ce n'est que par une anastomose de petit calibre, et l'aboutissant profond n'en existe pas moins ;

2° Les veines des nerfs satellites d'un paquet artério-veineux se rendent, soit à la grosse veine voisine, soit au réseau des vasa vasorum qui entourent l'artère, soit aux collatérales musculaires près de leur embouchure. Mais elles ne se rendent jamais toutes à la grosse veine, et la plupart gagnent les veines musculaires ;

3° Les veines de plexus se rendent aux canaux collatéraux, qui ont une origine musculaire (plexus brachial) ;

4° Le mode d'émergence, de division intratronculaire, des veines des nerfs est le même que celui des artères.

L'étude qui vient d'être faite nous a révélé toute une série d'analogies entre la circulation des nerfs périphériques et celle des centres nerveux : en réalité, si l'on tient compte des différences de masse, de structure et d'activité, le rapprochement se justifie de tout point. C'est la même richesse vasculaire, ce sont les mêmes dispositions, les mêmes procédés de ramescence et de terminaison

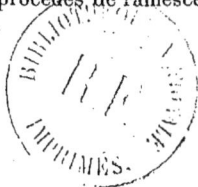

destinés tous à préserver les éléments nerveux du choc ou de l'ondée artérielle ou de la stase du sang veineux.

Le nombre des artérioles qui s'échelonnent à courte distance sur chaque segment d'un cordon nerveux, leur volume relatif, leurs origines multiples et les voies collatérales toutes prêtes qui en résultent suffisent à démontrer combien est assurée l'irrigation artérielle des nerfs. L'incidence oblique, la dichotomie régulière des vaisseaux afférents et le long trajet que chaque branchiole parcourt à la surface du nerf avant son immergence, les arcades interfasciculaires, etc., arrêtent toute irruption brusque du sang, du reste, réduit à des colonnes très fines. Mais la circulation veineuse est surtout remarquable.

Nous trouvons ici un nouvel et frappant exemple du rôle qui est dévolu au jeu musculaire dans la marche du sang veineux. Les veines des nerfs superficiels se rendent toutes aux veines profondes, c'est-à-dire à celles qui sont directement actionnées par la contraction musculaire; les veines des nerfs profonds s'anastomosent constamment et largement avec les veines musculaires, et, de là, naissent une série d'appareils névro-musculaires, analogues à celui qui est représenté figure 12 : le sang, qui se précipite, chassé par le muscle, entraîne celui qui sort du nerf. Ainsi, tout concourt à assurer la régularité de la circulation en retour et à prévenir la stase (1). De ces faits, on peut tirer de nombreuses déductions. — Nous avons vu déjà quel rôle était légitimement attribuable au système des vasa nervorum dans l'établissement des circulations collatérales ?

Il est, dans la pathologie des nerfs périphériques, tout un groupe d'accidents, essentiellement passagers et superficiels, qui relèvent, sans doute, d'influences circulatoires. Certaines formes de névralgies, certains troubles fonctionnels, s'expliquent par des varia-

(I) On peut admettre, d'autre part, que la dilatation des artères à chaque systole cardiaque exerce une action évacuatrice, sinon sur les veines collatérales, comme l'a dit Tigri, au moins sur les colliers veineux qui les entourent : les vasa nervorum qui se jettent dans les lacis nerveux périartériels trouveraient ainsi des conditions favorables à leur circulation.

tions circulatoires, par des alternatives d'hyperhémie et de stase ou d'anémie. En veut-on un exemple? Nous avons vu que le pneumogastrique et le sympathique au cou reçoivent toutes leurs artères du système des thyroïdiennes : n'est-il pas légitime d'admettre que certains accidents, consécutifs à la thyroïdectomie (aphonie, accès dyspnéiques, etc.), relèvent de cette anémie passagère de deux nerfs, brusquement privés de leur principale source d'irrigation artérielle? Ce sont surtout les phénomènes de stase qui se prêtent à pareille explication, et il y a là toute une *théorie vasculaire* des névralgies.

Existe-t-il une réelle lésion des vasa nervorum, les désordres seront plus étendus et plus durables : c'est ce qui arrive dans les varices, quand le processus d'ectasie s'étend jusqu'aux vaisseaux des nerfs, en créant autour de lui une véritable névrite interstitielle chronique. Telle est encore l'origine fort probable des phénomènes douloureux qui compliquent certaines varicocèles et se perpétuent avec une ténacité toute particulière (1).

Enfin, nous avons signalé les connexions étroites qui relient les vaisseaux des nerfs aux vasa vasorum de l'artère voisine : la nutrition des parois vasculaires et celle des nerfs voisins sont, par suite, intimement associées, et, dans l'athérome, un grand nombre d'accidents nerveux reconnaissent, sans doute, une telle pathogénie.

(1) L'un de nous a observé l'altération des nerfs du cordon sur un paquet de veines variqueuses, il en fera l'objet d'une communication prochaine.

VIII

Étude sur les veines du rectum et de l'anus chez l'homme (1).

La première description un peu complète des veines du rectum et de l'anus a été faite par Duret en 1875, et publiée plus tard dans les *Archives de médecine* de 1879, comme une sorte d'introduction à l'étude pathogénique des hémorrhoïdes. La plupart des traités d'anatomie ou de pathologie externe publiés depuis, n'ont fait que reproduire les conclusions de Duret.

Ayant nous-même le projet d'aborder quelques problèmes de la pathologie rectale, nous avons voulu avant toutes choses revoir l'anatomie du rectum et spécialement contrôler les descriptions de ses vaisseaux sanguins.

Il nous a paru que, vraie dans son ensemble et dans ses grandes lignes, la conception de Duret sur les veines du rectum était trop absolue, et qu'il en ressortait que souvent l'anatomie avait dû se plier aux exigences d'une théorie pathogénique. Ce sont les résultats de nos dissections que nous apportons, avec pièces à l'appui, devant la Société anatomique.

Nos recherches ont porté sur plus de vingt-cinq sujets, hommes pour le plus grand nombre. Nous avons procédé aux injections veineuses de différentes façons. En général, nous avons injecté la veine mésaraïque inférieure, puis une branche du système veineux général, telle que la fémorale, la saphène ou la veine dorsale de la verge. Nous nous sommes servi du système de la double injection ; nous avons tenté les injections par le mercure ; nous avons usé tantôt de

(1) QUÉNU. *Soc. anatomique*, juillet 1892.

la gélatine, tantôt et le plus souvent et avec le plus de succès du suif après réchauffement du petit bassin et injections chaudes dans le rectum.

Avant d'exposer nos résultats on me permettra de résumer ici les conclusions auxquelles était arrivé Duret.

Cet auteur divise les veines de la région ano-rectale en trois systèmes distincts :

1° Un système rectal dont les rameaux d'origine se trouvent sous la muqueuse, au niveau des valvules de Morgagni;

2° Un système périsphinctérien ;

3° Enfin un système sous-sphinctérien ou sous-cutané.

Le *système rectal* tire son origine à 2 centim. du pourtour de l'anus, au niveau des valvules de Morgagni, de petits lacs sanguins ou ampoules ayant à l'état normal le volume d'un grain de blé ou d'un petit pois.

Ces ampoules veineuses existeraient chez les plus jeunes enfants. Les branches qui en naissent, au nombre d'une dizaine, montent flexueuses et parallèles pour se réunir en troncs communs ; ceux-ci restent sous-muqueux jusqu'à 8 ou 10 centim. de la marge de l'anus, puis traversent les parois du rectum et apparaissent au nombre de trois ou quatre en arrière et sur les côtés de l'intestin.

Les deux autres systèmes appartiennent spécialement à l'anus. Le *périsphinctérien* se compose de chaque côté des deux branches veineuses (hémorrhoïdales moyennes) qui, en s'anastomosant avec celles du côté opposé, entourent ainsi le sphincter d'un véritable plexus ; ces deux branches se réunissent en un tronc qui remonte obliquement dans la fosse ischio-rectale. Le *sous-sphinctérien* (hémorrhoïdales inférieures) tire son origine de la peau; ses rameaux, situés entre la peau et le bord inférieur du sphincter externe, vont se jeter dans la honteuse interne, comme le précédent, du reste.

Ces deux systèmes péri et sous-sphinctérien envisagés dans leur ensemble forment le système des veines hémorrhoïdales externes par opposition aux hémorrhoïdales internes, origines de la mésaraïque. Or, affirme Duret, ces deux systèmes ne communiquent que par des canaux de dérivation qui traversent les sphincters, rarement il existerait des anastomoses passant sous le bord inférieur du sphincter. La conclusion qu'en tire notre collègue, c'est qu'il existe deux circulations veineuses indépendantes : « l'une est rectale, l'autre anale ; elles communiquent entre elles surtout au niveau du bord supérieur du sphincter externe ou à travers les fibres de celui-ci ».

Il est de toute évidence, quand on examine les faits, que cette description est schématique, et qu'elle a été faite en vue de démontrer que deux systèmes veineux, le porte et le cave, ont leurs communications subordonnées au bon vouloir d'un muscle, le sphincter externe ; que celui-ci se contracture et voilà les barrières mises, les canaux de sûreté oblitérés, la communication entre les deux systèmes suspendue, la gêne circulatoire établie.

De là les varices hémorrhoïdales succédant aux contractures du sphincter « par irritation des nerfs sensitifs de la muqueuse anale (fissures anales, ulcérations, productions polypiformes veineuses titillant la muqueuse). De là les succès thérapeutiques de la dilatation du sphincter, qui, en rétablissant la perméabilité des canaux de sûreté, ramène la circulation hémorrhoïdale à ses conditions normales.

Examinons en premier lieu le système rectal. M. Duret place son origine dans les ampoules ovalaires, « dont le volume varie, à l'*état normal*, de la grosseur d'un grain de blé à celle d'un petit pois ». Ces petits lacs sanguins sont par suite considérés comme normaux. M. Sappey ne les a-t-il pas rencontrés même chez les enfants ? (1).

Nous ne craignons pas d'affirmer que ces fameuses ampoules, qui, elles aussi, auraient un rôle pathogénique, n'appartiennent en aucune manière à l'anatomie normale : ce sont des dilatations pathologiques, de petites varices échelonnées sur les ramuscules d'origine des veines hémorrhoïdales supérieures. Elles n'existent pas chez les plus jeunes enfants, ainsi que le prétend Duret. Il suffit, pour s'en convaincre, d'examiner le rectum des nouveau-nés.

(1) Quoique plus rarement, a soin d'ajouter Sappey.

L'injection des veines rectales chez ces derniers n'est pas chose facile, les mésaraïques inférieures sont petites et minces, l'injection par la veine porte n'arrive que médiocrement aux extrêmes limites de son territoire ; aussi nous sommes-nous servi tout simplement de l'injection naturelle par le sang contenu dans les veines ; voici comment nous avons procédé : nous avons, à l'aide de pressions douces, refoulé le sang des troncs hémorrhoïdaux supérieurs jusque dans les branches terminales. L'extrémité inférieure du rectum ayant été incisée longitudinalement et dépouillée de sa muqueuse, on l'étale sur une large plaque de verre et on la fixe tendue sur un cadre de liège au moyen d'épingle ; il est alors facile au moyen d'un faible grossissement, tel que le n° 2 de Leitz, d'étudier la disposition des veines du rectum à leur origine : on observe que les veinules anales forment comme des pinceaux rassemblés dans les colonnes de Morgagni et aboutissant à un plexus veineux sous-cutané dont les mailles ont une direction perpendiculaire à la leur : nulle part trace de la moindre dilatation ampullaire. Nous avons multiplié nos dissections, parfois nous avons par des injections découvert de petits renflements, ils étaient artificiels et correspondaient soit à un coude où la matière colorante s'était accumulée, soit à une incomplète injection, la veinule étant vide au-dessus et au-dessous du point renflé. Sur des pièces seulement injectées par le sang, de petites hémorrhagies, voire même les taches biliaires que laissent des matières fécales incrustées sur la muqueuse donnent parfois l'illusion de dilatations ampullaires. Le microscope lève tous les doutes. Nous ne nions pas l'existence des ampoules chez les enfants, nous n'en avons pas suffisamment examiné pour cela, nous nous contentons de dire que chez plusieurs enfants de différents âges nous n'en avons pas rencontré et que jamais nous n'en avons vu chez les nouveau-nés.

D'autre part, si ces lacs veineux s'expliquaient par la soudure, au niveau de la zone fibroïde, de deux systèmes vasculaires différents, ils devraient s'observer chez les animaux, au moins chez ceux qui ont fourni aux études embryologiques les données qu'on n'a fait qu'appliquer à l'homme. Or voici un lapin dont les veines mésaraïques inférieures ont été magnifiquement injectées d'emblée, par mon ami, M. Lamothe ; des radicules veineuses rectales émanent d'un plexus sous-cutané, à l'union de la peau et du rectum ; nulle part trace d'ampoule.

Nous n'avons pas été plus heureux en étudiant le rectum du cheval et celui du chien. Nous concluons de nos recherches que les ampoules sont des débuts d'hémorrhoïdes ; ce qui a trompé M. Duret et d'autres, c'est que ces dilatations existent chez presque tous, ou peut-être tous les sujets d'un certain âge ; nous n'avons le droit d'en déduire qu'une chose, c'est que l'altération est infiniment commune, mais c'est une altération ; émanées du réseau sous-cutané qui borde le bord inférieur du sphincter externe, les veinules d'origine des mésaraïques passent dans les colonnes de Morgagni, puis convergent successivement vers deux troncs principaux qui perforent les tuniques musculaires et gagnent les parties latéro-postérieures du rectum. Chacun de ces troncs, avec ses ramuscules d'origine, forme, dans son ensemble, comme une sorte d'éventail ; leurs rameaux s'anastomosent sur la ligne médiane ; néanmoins, ce milieu reste le moins vascularisé. Parfois les rameaux, qui, en convergeant, vont constituer chacun des deux troncs, perforent les musculeuses, avant de se réunir. La convergence tardive ou précoce crée ainsi quelques variétés dans la disposition apparente des veines d'origine ; mais, je le répète, on se rapproche plus de la vérité en ne considérant que deux troncs qui, au sortir de la musculeuse, envoient en rayonnant leurs rameaux vers l'anus qu'en décrivant un trajet parallèle (?) à une dizaine de branches primitives ; mais, de plus, il est une disposition intéressante sur laquelle il est bon d'attirer l'attention : au-dessus et à une petite distance du point de perforation de nos deux troncs, émergent de la musculeuse, une série de troncules perforants auxquels aboutissent des rameaux disposés en rayons : les uns remontent sous la muqueuse et s'anastomosent avec des troncules analogues ; les autres descendent vers des branches ascendantes de nos deux troncs hémorrhoïdaux supérieurs.

Il résulte de là que, sous la muqueuse, il existe tout un système

de grosses anastomoses échelonnées dans toute l'étendue du gros
intestin.

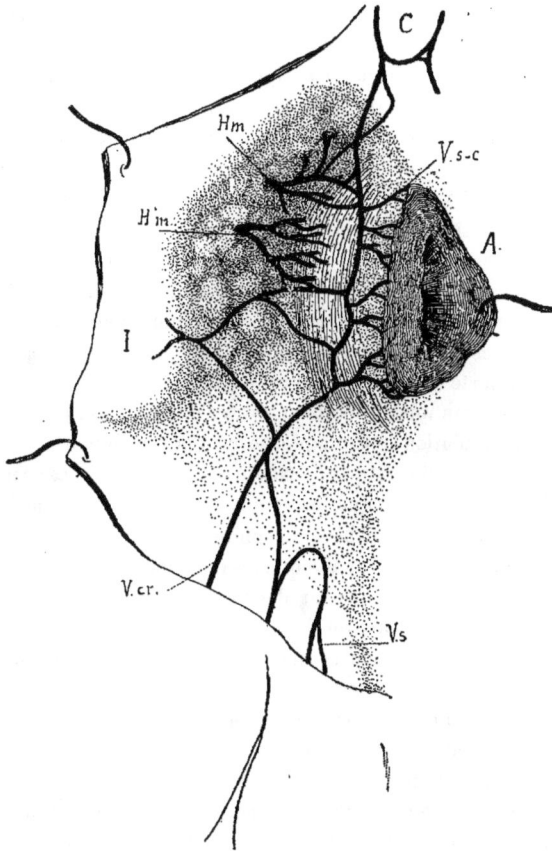

FIG. 36. — *Veines du rectum et de l'anus chez l'homme.*
A, anus. — C, v. coccygiennes. — I, ischion. — H, I, hémorroïdale inférieure.
— V. S, veines du scrotum.

A un degré moindre ou tout au moins sous un moindre calibre,
ces anastomoses longitudinales se retrouvent dans l'épaisseur de

la muqueuse : si on détache la muqueuse rectale d'un sujet bien
injecté et si on l'applique sur une lame de verre, on est frappé,
comme l'ont été Richet, Fontan, etc., de la richesse de ses réseaux
et de la continuité de sa circulation veineuse.

J'ai dit, au début de ma description des hémorrhoïdales supérieures (branches d'origine des mésaraïques inférieures) que chez
le nouveau-né et chez l'enfant les ramuscules émanaient d'un
plexus veineux sous-cutané au niveau de l'orifice anal : la même
disposition s'observe chez l'adulte ; sur des pièces bien injectées
(les injections sont difficiles à bien réussir et souvent incomplètes),
on voit que les veines sous-muqueuses se continuent avec des veines
sous-cutanées sous-jacentes au bord inférieur du sphincter externe.

Assurément les mailles du réseau sous-cutané sont plus larges,
mais les troncs sont d'un volume respectable et relient largement la
circulation porte à la circulation de la veine cave inférieure. Voici
deux pièces, l'une injectée en bleu, l'autre en rouge, où cette continuité de la circulation sous-muqueuse avec la circulation sous-cutanée est bien évidente. Sappey l'avait du reste bien observée ; cet éminent anatomiste déclare que les veines hémorrhoïdales inférieures
s'anastomosent sur le bord libre du sphincter interne avec les hémorrhoïdales supérieures. Il ajoute que les injections pénétrantes de la
veine porte passent facilement des veines hémorrhoïdales supérieures dans les inférieures et de celles-ci dans les veines honteuses
internes ; cette description est incomplète. Le réseau sous-sphinctérien n'aboutit pas seulement à la veine honteuse interne ; ses
rameaux en se réunissant forment un troncule qui entoure en quelque
sorte chaque moitié de l'orifice anal, et de ce troncule partent
des branches qu'on peut partager en trois groupes ; un groupe postérieur peu important se continue avec les veines sous-cutanées de
la région coccygienne ; un groupe latéral se compose de branches
qui traversent la fosse ischio-rectale et vont se jeter dans la veine
honteuse interne ; enfin un groupe antérieur établit une communication entre les veines anales et les veines sous-cutanées du
scrotum et de la face interne de la cuisse. Parmi ces dernières,
une branche assez constante croise l'ischion à sa partie antérieure,

puis devient profonde et tantôt plonge à travers le muscle demi-
tendineux pour gagner une perforante fémorale, tantôt longe
ce muscle et va se jeter dans le plexus veineux du périoste qui
recouvre la branche ischio-pubienne.

Toutes ces veines ne s'injectent bien que par la mésaraïque
inférieure ; on a, au contraire, grand'peine à injecter une portion
du réseau *sous-muqueux* du rectum en poussant une injection
soit par les saphènes, par les fémorales ou par la dorsale de la
verge. Dans quelques cas rares, il nous est arrivé d'injecter une
petite étendue du territoire hémorrhoïdal supérieur en injectant
par la dorsale de la verge, mais, je le répète, c'est l'exception.

Nous pouvons en conclure que les valvules sont disposées de
telle sorte (dans les veines hémorrhoïdales inférieures), qu'elles
empêchent le passage du sang cave vers la veine porte et qu'elles
favorisent le passage du sang porte dans le système cave.

En résumé : les veines hémorrhoïdales inférieures se continuent
directement sans avoir à traverser les fibres du sphincter externe
avec les origines des veines hémorrhoïdales supérieures : la circulation se fait de celles-ci vers celles-là.

Ces veines hémorrhoïdales inférieures sous-sphinctériennes, je
le reconnais, ne sont pas les seules : d'autres très importantes se
détachent latéralement de la face externe du sphincter, puis s'enfoncent obliquement à travers la graisse du creux ischio-rectal
pour se jeter dans la veine honteuse interne ; leurs ramuscules
d'origine communiquent, à travers les fibres des sphincters, avec
les origines de l'hémorrhoïdale supérieure ; c'est à ce groupe périsphinctérien que Duret donnait à tort le nom d'hémorrhoïdales
moyennes.

Les vraies hémorrhoïdales moyennes sont toutes situées au-dessus du releveur de l'anus ; elles se rendent à l'hypogastrique ou
aux affluents de cette dernière. Parmi elles on distingue constamment, soit des deux côtés, soit d'un seul, un groupe de veines émanées de la face antérieure du rectum, de ses parties latérales et du
fond des vésicules séminales, et allant se jeter par un tronc unique
ou par plusieurs troncs dans les plexus latéraux de la prostate,

Les veines hémorrhoïdales moyennes s'anastomosent avec les supérieures ; les supérieures communiquent largement avec les inférieures ; on a encore signalé des anastomoses entre celles-là et les veines capsulaires, les rénales, les spermatiques, par l'intermédiaire de plexus occupant le péritoine qui revêt le petit bassin, le rein, les capsules, les cordons spermatiques, etc. (Duret) ; nous avons observé d'autres anastomoses avec les veines de l'uretère.

La multiplicité de toutes ces voies anastomotiques et leur importance réelle nous permettent d'admettre qu'en cas de gêne circulatoire limitée au système porte, en cas d'une compression intra-abdominale, par exemple, les voies d'échappement ne manquent pas au sang des hémorrhoïdales supérieures.

D'autre part, il est bien évident qu'en cas d'effort général, l'utilité de ces voies s'amoindrit, puisque la tension sanguine s'accroît en même temps et dans la veine porte, et dans le système des veines en général ; mais il n'y a là rien de bien spécial, et, somme toute, la circulation veineuse de l'anus reste principalement subordonnée comme beaucoup d'autres au libre jeu des actes respiratoires.

IX

Veines du rectum et de l'anus chez la femme (1).

L'étude sur les veines du rectum, que nous avons présentée à la Société anatomique en juillet 1892, n'avait été faite que chez l'homme : nous la complétons aujourd'hui par le résultat de nos dissections chez la femme.

Dans les deux sexes, il existe trois groupes de vaisseaux ramenant le sang veineux de l'anus et du rectum : 1° *un groupe supérieur*, tributaire de la veine porte (veines hémorrhoïdales supérieures, origines de la mésaraïque inférieure) ; 2° *un groupe moyen*, composé de veines appartenant au territoire de l'hypogastrique et que relie ce fait capital d'être situées au-dessus du releveur de l'anus (veines hémorrhoïdales moyennes) ; 3° *un groupe inférieur*, sous-jacent au muscle releveur, aboutissant principalement à la veine honteuse interne (veines hémorrhoïdales inférieures).

Nous insistons d'autant plus sur cette division naturelle des veines du rectum qu'elle a été méconnue, et qu'il en est résulté une confusion tenant à la mauvaise nomenclature adoptée. Quelques auteurs (2), en effet, Duret en particulier, donnent le titre d'hémorrhoïdales moyennes aux veines périsphinctériennes qui, émanées de la surface externe du sphincter de l'anus, gagnent et traversent la fosse ischio-rectale : ces veines sont manifestement des hémorrhoïdales inférieures ; je ne verrais, du reste, aucun inconvénient à ce qu'on gardât la subdivision de ces dernières en veines sous-sphinctériennes et périsphinctériennes de Duret, à la condition de les rattacher toutes deux au troisième groupe ou groupe inférieur.

1° *Groupe supérieur*. — Les veines hémorrhoïdales supérieures

(1) QUÉNU, mémoire inédit.
(2) Nous avons nous-même commis cette erreur dans notre premier travail.

ne diffèrent pas, chez la femme, de ce qu'elles sont chez l'homme : nous retrouvons la même origine par de petits réseaux ou plexus d'où partent les troncules qui se ramassent dans les colonnes de Morgagni, puis convergent successivement vers deux troncs principaux situés sur les parties latérales du rectum.

Le siège de ces branches d'origine des hémorrhoïdales supérieures est sous-muqueux dans l'étendue de 8 à 10 centimètres : alors, à des niveaux sensiblement différents, ces branches perforent les musculeuses et achèvent leur convergence. La perforation tardive ou précoce de quelques rameaux donne lieu à toutes les variétés observées.

Il n'est pas exact de décrire ces branches comme étant parallèles, leur ensemble forme comme deux éventails dont le sommet répond à chaque tronc hémorrhoïdal supérieur.

2° *Groupe moyen.* — Ce groupe comprend toute une série de veines qui se détachent des parois latérales du rectum au-dessus du releveur, pour aller se jeter ensuite soit dans la veine iliaque interne, soit dans ses affluents, et, tout spécialement parmi ceux-ci, dans les plexus vaginaux. On sait que, tout le long du vagin, il existe un lacis de veines étendues du releveur de l'anus au hile de l'utérus, où elles se mêlent aux veines utérines pour aller se jeter comme elles dans la veine hypogastrique. Ces plexus vaginaux, les analogues des plexus latéraux de la prostate, communiquent à leur point de départ avec les veines vésicales antérieures, et les veines du clitoris; elles sont souvent variqueuses, spécialement sur les sujets hémorrhoïdaires; bosselées ou non, elles sont d'une dissection difficile, comme creusées dans l'épaisseur des parois du vagin.

Constamment à leur point de départ, immédiatement au-dessus du releveur, les plexus vaginaux reçoivent un ou deux gros troncs veineux émanant de la portion correspondante du rectum. Ces hémorrhoïdales moyennes *antérieures* ne se fusionnent pas toujours avec les troncs du plexus vaginal, elles gardent parfois une sorte d'indépendance jusqu'au hile de l'utérus. Cette indépendance relative se constate en injectant, par exemple, la mésaraïque inférieure en rouge et les saphènes en bleu : les hémorrhoïdales moyennes antérieures sont alors injectées en rouge, ce qui nous démontre bien que le sens du courant se fait du rectum vers le plexus vaginal.

Ajoutons encore que ces mêmes veines hémorrhoïdales moyennes reçoivent des ramuscules du muscle releveur de l'anus.

Plus en arrière, il existe une autre hémorrhoïdale moyenne, qu'on pourrait appeler postérieure : elle se trouve également injectée par la mésaraïque, et reçoit deux ordres de ramuscules veineux, les uns issus du vagin, les autres de l'ampoule rectale ; la veine hémorrhoïdale moyenne postérieure se jette dans l'hypo‑gastrique, quelquefois dans l'ischiatique ; j'insiste sur ce fait que toutes ces hémorrhoïdales moyennes se trouvent injectées par la veine mésentérique inférieure ; ce résultat s'explique aisément par les nombreuses anastomoses qui relient l'un à l'autre les deux systèmes hémorrhoïdaux moyen et supérieur. Sur une de nos pièces, l'hémorrhoïdale moyenne postérieure formait, avec une branche récurrente de l'hémorrhoïdale supérieure, une anse anas‑tomotique des plus remarquables ; il existait, en outre, des anas‑tomoses multiples entre le plexus vaginal et des ramuscules de l'hémorrhoïdale supérieure à son origine. Sur d'autres pièces, la communication n'avait lieu qu'entre l'hémorrhoïdale moyenne antérieure et l'hémorrhoïdale supérieure ; mais, en somme, sur toutes, les anastomoses entre les deux systèmes porte et cave, s'observaient largement.

Cette description des veines hémorrhoïdales moyennes res‑semble peu à celle d'un traité récent d'anatomie (1), qui prétend « que les veines hémorrhoïdales moyennes tirent principalement leur origine des organes voisins du rectum, non du rectum lui‑même », et que « à peine ce dernier organe leur envoie-t-il quel‑ques ramuscules ».

La vérité, c'est que l'injection de ces veines n'est pas toujours facile, qu'elles sont souvent, ainsi que les plexus vaginaux, vari‑queuses et obstruées de caillots : c'est en multipliant nos dissec-

(1) TESTUT, t. III, fasc. 2, p. 579.

tions, et en perfectionnant notre technique des injections, que nous sommes arrivé à pouvoir donner la description ci-dessus.

3° *Groupe inférieur.* — Ce groupe répond aux veines sous-sphinctériennes et périsphinctériennes de Duret. Du pourtour de l'anus, on voit partir un réseau à larges mailles de veines aux-quelles on peut reconnaître comme chez l'homme trois directions : les veines postérieures se continuent avec celles du tissu cellulaire sous-cutané de la région coccygienne ; les veines antérieures vont s'anastomoser avec les ramuscules honteux externes émanés de la commissure postérieure de la vulve ; les veines latérales sont les plus importantes : les unes, très superficielles, croisent l'ischion, puis traversent l'aponévrose fémorale, et se déversent dans les veines musculaires ; la plupart s'enfoncent dans la graisse du creux ischio-rectal en s'étageant, et aboutissent à la veine honteuse interne. Les plus profondes de ces veines émergent de la face externe du sphincter : ce sont les périsphinctériennes, à tort nommées hémorrhoïdales moyennes, par Duret.

Les hémorrhoïdales inférieures aboutissent en fin de compte à la saphène interne par les honteuses externes, et à l'hypogastrique par les honteuses internes. Ce système possède des voies anasto-motiques très importantes qui le relient aux deux groupes précé-dents : tout le bord inférieur du sphincter externe de l'anus est croisé perpendiculairement par de petites veinules parallèles qui viennent constituer ensuite le réseau péri-anal dont nous avons décrit plus haut les aboutissants.

L'origine de la mésaraïque est donc reliée à la honteuse externe par des vaisseaux sous-sphinctériens et par des vaisseaux intra-sphinctériens. Enfin, sur plusieurs sujets, nous avons disséqué des des veines qui, du pourtour antérieur de l'anus, se dirigeaient vers les veines sous-muqueuses du vagin.

Si on veut bien se rappeler d'une part les communications des plexus vaginaux avec l'hémorrhoïdale supérieure, et d'autre part les connexions vasculaires étroites qui unissent les hémorrhoïdales moyennes et ces mêmes plexus vaginaux, on conclura que, depuis l'anus jusqu'en haut de l'ampoule, les circulations veineuses du rectum et des organes génitaux externes de la femme présentent une étroite solidarité.

Cette solidarité circulatoire n'est peut-être pas sans intérêt pour le pathologiste : on sait, en effet, quelle est la fréquence des phlébites ano-rectales ; les nombreux examens de cadavres que nous

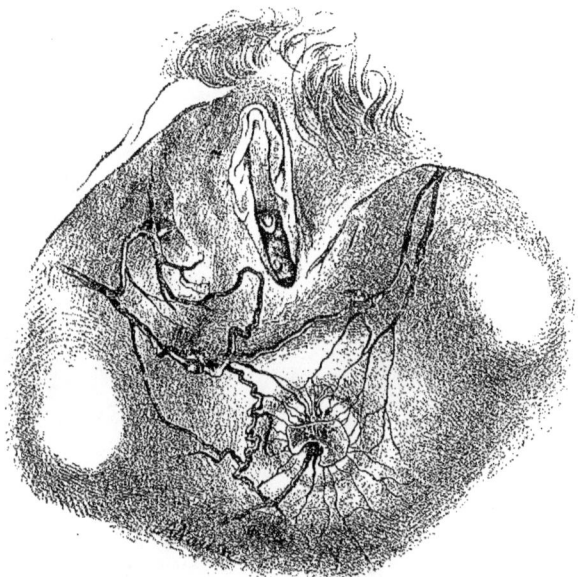

FIG. 37. — *Veines du rectum et de l'anus chez la femme.*

avons pratiqués nous ont démontré que les phlébites anciennes ne sont pas rares le long du vagin et de l'utérus. Nous nous proposons dans des travaux ultérieurs, de rechercher si un certain nombre d'infections péri-utérines n'ont pas le rectum pour point de départ, avec les veines recto-vaginales pour intermédiaires.

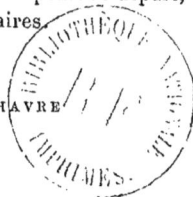

IMPRIMERIE LEMALE ET Cie, HAVRE

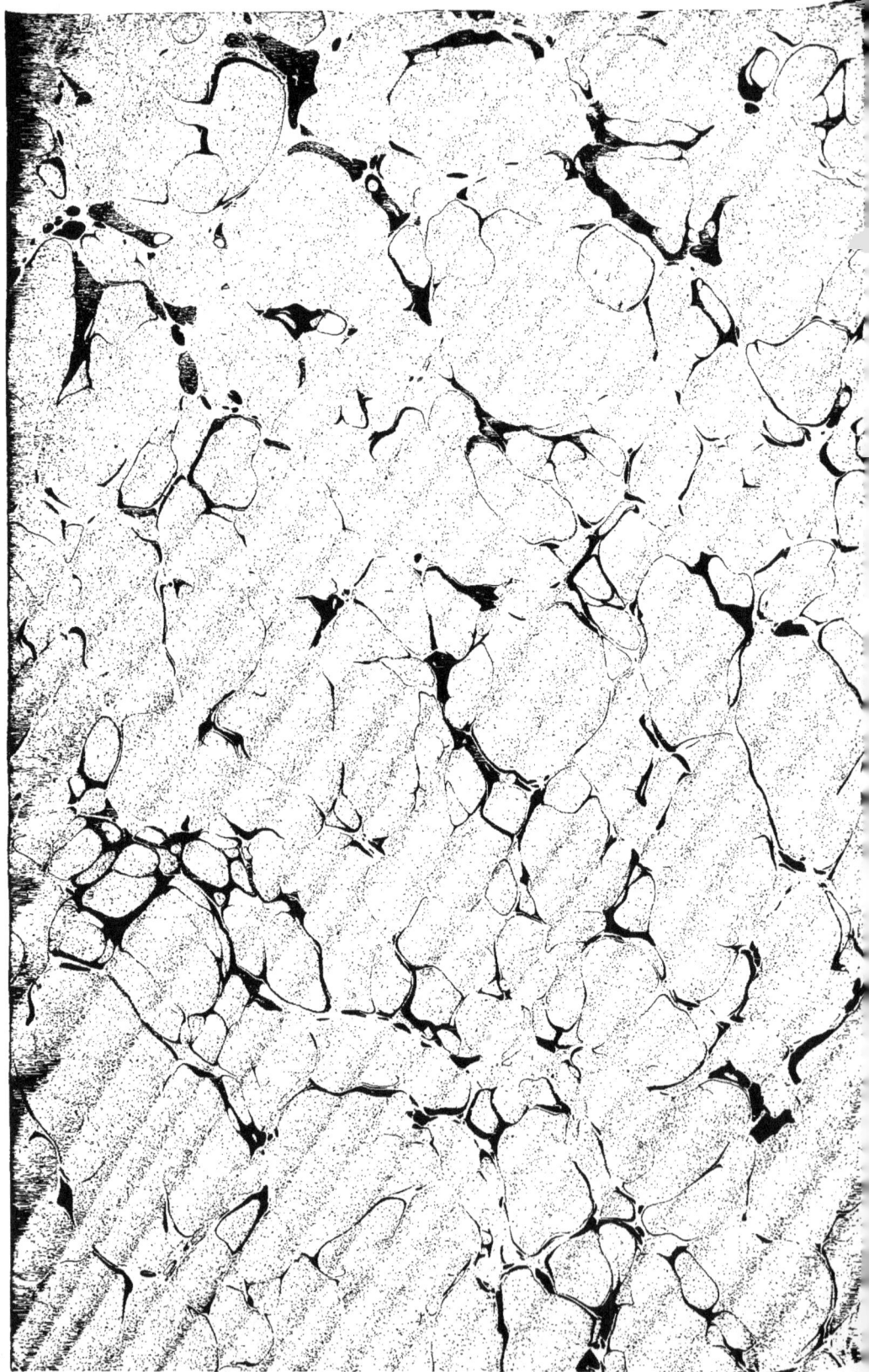

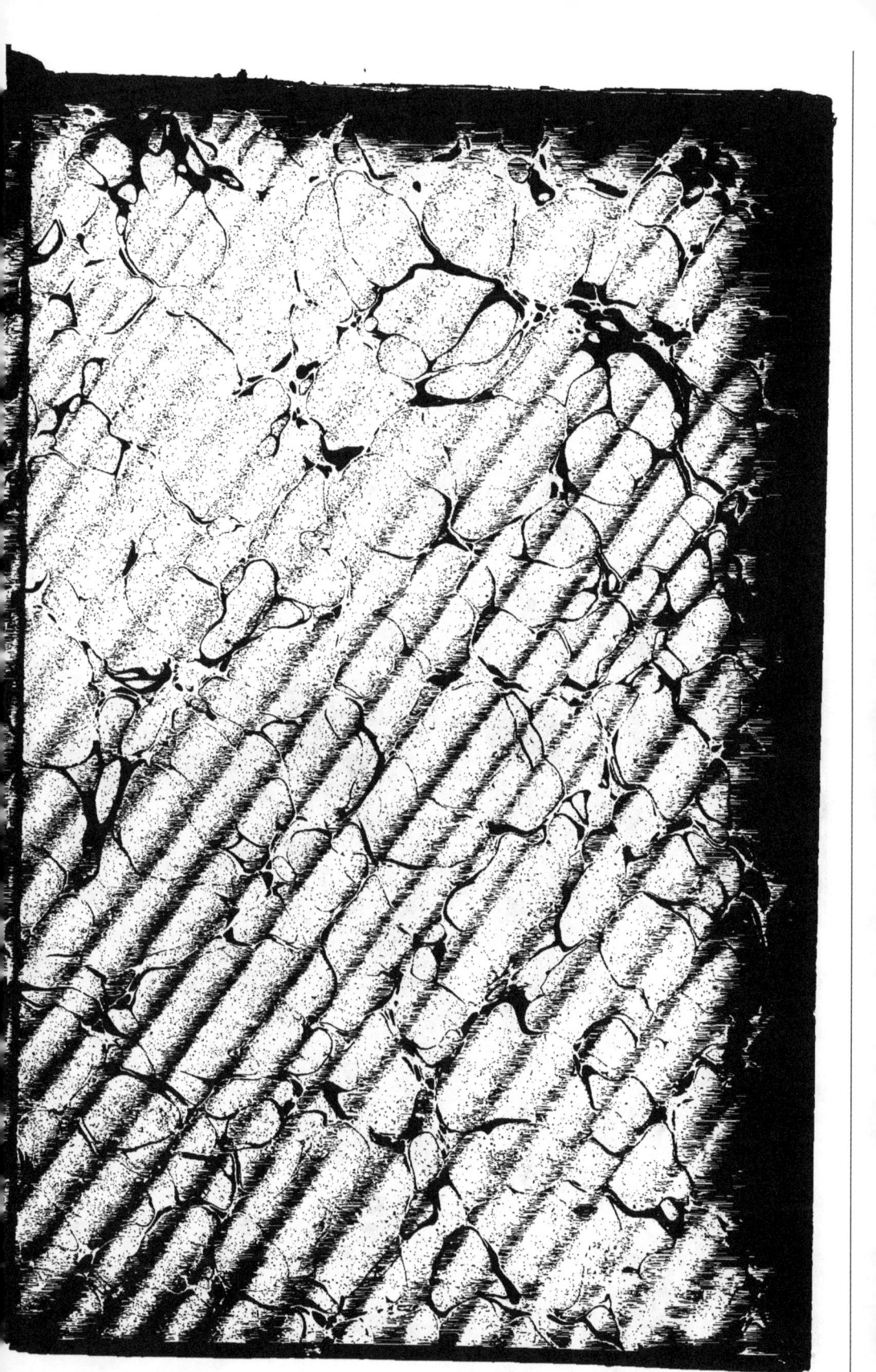

www.ingramcontent.com/pod-product-compliance
Lightning Source LLC
Chambersburg PA
CBHW071148200326
41519CB00018B/5155